2013年11月27日习近平同志在山东考察工作时亲切寄语"阳光大姐":

家政服务大有可为,要坚持诚信为本,提高职业化水平,做到与人方便、自己方便。

据新华社济南2013年11月28日电

图书在版编目（CIP）数据

月子记事 / 周兰琴等著 . —济南：山东教育出版社，
2015

（阳光大姐金牌育儿系列 / 卓长立，姚建主编）

ISBN 978-7-5328-8861-0

Ⅰ.①月… Ⅱ.①周… Ⅲ.①产褥期—妇幼保健
Ⅳ.① R714.6

中国版本图书馆 CIP 数据核字（2015）第 135961 号

阳光大姐金牌育儿系列

月子记事

—— 42天产褥期护理

周兰琴 等著

主　　管：山东出版传媒股份有限公司

出 版 者：山东教育出版社

　　　　　（济南市纬一路321号　邮编：250001）

电　　话：（0531）82092664　传真：（0531）82092625

网　　址：www.sjs.com.cn

发 行 者：山东教育出版社

印　　刷：肥城新华印刷有限公司

版　　次：2015年7月第1版第1次印刷

规　　格：710mm×1000mm　16开

印　　张：18.25印张

字　　数：228千字

书　　号：ISBN 978-7-5328-8861-0

定　　价：57.00元

（如印装质量有问题，请与印刷厂联系调换）

电话：0538-3460929

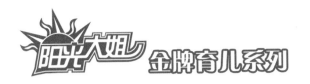

阳光大姐 金牌育儿系列

月子记事
42天产褥期护理

主 编：卓长立　　　周兰琴 段美/口述
　　　 姚 建　　　　　　　 季先/执笔

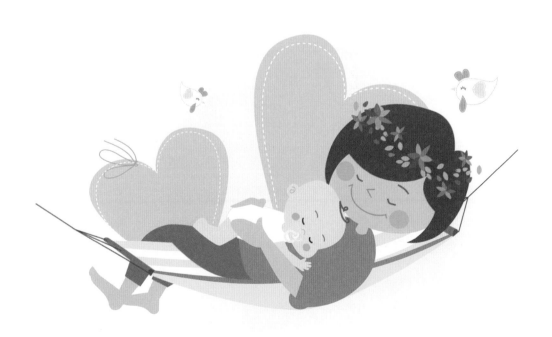

山东教育出版社

指导单位：中华全国妇女联合会发展部
　　　　　山东省妇女联合会
支持单位：全国家政服务标准化技术委员会
　　　　　济南市妇女联合会

主　　编：卓长立　姚　建
副 主 编：高玉芝　陈　平　王　莹
参加编写人员：

王　霞	刘桂香	李　燕	时召萍	周兰琴
聂　娇	亓向霞	李　华	刘东春	苏宝菊
马济萍	段　美	朱业云	申传惠	王　静
王　蓉	李　晶	高爱民	秦英秋	吕仁红
邹　卫	王桂玲	肖洪玲	王爱玲	

总 序

这是一套汇聚了济南"阳光大姐"创办十多年来数千位优秀金牌月嫂集体智慧的丛书;这是一套挖掘"阳光大姐"金牌月嫂亲身经历过的成千上万个真实案例、集可读性和理论性于一体的丛书;这是一套从实践中来、到实践中去,经得起时间检验的丛书;这是一套关心新手妈妈的情感、生理、心理等需求,既可以帮助她们缓解面对新生命时的紧张情绪,又能帮助她们解决实际问题的充满人文关怀的丛书。

《阳光大姐金牌育儿》丛书出版历经一年多的时间,从框架搭建到章节安排,从案例梳理到细节描绘,都是一遍遍核实,一点点修改……之所以这样用心,是因为我们知道,这套丛书肩负着习近平总书记对家政服务业"诚信"和"职业化"发展重要指示的嘱托。

时间回溯到2013年11月27日,正在山东考察工作的习近平总书记来到济南市农民工综合服务中心。在济南阳光大姐的招聘现场,面对一群笑容灿烂、热情有加的工作人员和求职者,总书记亲切地鼓励她们:家政服务大有可为,要坚持诚信为本,提高职业化水平,做到与人方便、自己方便。

习近平总书记的重要指示为家政服务业的发展指明了方向。总结"阳光大姐"创办以来"诚信"和"职业化"发展的实践经验,为全国家政服务业的发展提供借鉴,向广大读者传递正确的育儿理念和育儿知识,正是编撰这套丛书的缘起。

济南阳光大姐服务有限责任公司成立于2001年10月，最初由济南市妇联创办。2004年，为适应社会需求，实行了市场化运作。"阳光大姐"的工作既是一座桥梁，又是一条纽带：一方面为求职人员提供教育培训、就业安置、权益维护等服务，另一方面为社会家庭提供养老、育婴、家务等系列家政服务，解决家务劳动社会化问题。公司成立至今，已累计培训家政服务人员20.6万人，安置就业136万人次，服务家庭120万户。

　　在发展过程中，"阳光大姐"兼顾社会效益与经济效益，始终坚持"安置一个人、温暖两个家"的服务宗旨和"责任＋爱心"的服务理念。强化培训，推进从业人员的职业化水平，形成了从岗前、岗中到技能、理念培训的阶梯式、系列化培训模式，鼓励家政服务人员终身学习，培养知识型、技能型、服务型家政服务员，5万余人取得职业资格证书，5000余人具备高级技能，16人被评为首席技师、突出贡献技师，成为享受政府津贴的高技能人才，从家政服务员中培养出200多名专业授课教师。目前，"阳光大姐"在全国拥有连锁机构142家，家政服务员规模4万人，服务遍布全国二十多个省份，服务领域涉及母婴生活护理、养老服务、家务服务和医院陪护4大模块、12大门类、31种家政服务项目，并将服务延伸至母婴用品配送、儿童早教、女性健康服务、家政服务标准化示范基地等10个领域。2009年，"阳光大姐"被国家标准委确定为首批国家级服务业标准化示范单位，起草制订了812项企业标准、9项山东省地方标准和4项国家标准；2010年，"阳光大姐"商标被认定为同行业首个"中国驰名商标"；2011年，"阳光大姐"代表中国企业发布首份基于ISO26000国际标准的企业社会责任报告；2012年，"阳光大姐"承担起全国家政服务标准化技术委员会秘书处工作，并被国务院授予"全国就业先进企业"称号；2014年，"阳光大姐"被国家标准委确定为首批11家国家级服务业标准化示范项目之一，始终引领家政行业发展。

　　《阳光大姐金牌育儿》系列丛书对阳光大姐占据市场份额最大的月嫂育儿服务进行了细分，共分新生儿护理、产妇产褥期护理、月子餐制作、婴幼儿辅食添加、母乳喂养及哺乳期乳房护理、婴幼儿常见病预防及护理、婴幼儿好习惯养成、婴幼儿抚触及被动操等八册。

针对目前市场上出现的婴幼儿育儿图书良莠混杂，多为简单理论堆砌、可操作性不强等问题，本套丛书通过对"阳光大姐"大量丰富实践和生动案例的深入挖掘和整理，采用"阳光大姐"首席技师级金牌月嫂讲述、有过育儿经验的"妈妈级"专业作者执笔写作、行业专家权威点评"三结合"的形式，面向广大读者传递科学的育儿理念和育儿知识，对规范育儿图书市场和家政行业发展必将起到积极的推进作用。

"阳光大姐"数千位优秀月嫂亲身经历的无数生动故事和案例是本套丛书独有的内容，通过执笔者把阳光大姐在实践中总结出来的诸多"独门秘笈"巧妙地融于故事之中，使可读性和实用性得到了很好的统一，形成了本套丛书最大的特色。

本套丛书配之以大量图片、漫画等，图文并茂、可读性强，还采用"手机扫图观看视频"（AR技术）等最新的出版技术，开创"图书＋移动终端"全新出版模式。在印刷上，采用绿色环保认证的印刷技术和材料，符合孕产妇对环保阅读的需求。

我们希望，《阳光大姐金牌育儿》系列丛书可以成为贯彻落实习近平总书记关于家政服务业发展重要指示精神和全国妇联具体安排部署的一项重要成果；可以成为月嫂从业人员"诚信"和"职业化"道路上必读的一套经典教科书；可以成为在育儿图书市场上深受读者欢迎、社会效益和经济效益双丰收的精品图书。我们愿意为此继续努力！

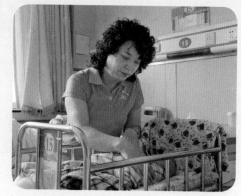

周兰琴

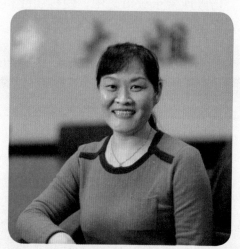

段美

前　言

让月嫂的阳光，照亮你的产褥期

产褥期，民间俗称坐月子，是指产妇分娩后到产妇机体和生殖器官基本复原的一段时期，一般需要6~8周，也就是42~56天。在这段时间内，产妇应该以休息为主，调养好身体，促进全身各系统器官尤其是生殖器官的尽快恢复。

产褥期，从生产初期医院常规护理，诸如顺产侧切、剖腹产的护理，恶露观察，科学开奶，到如何预防出现肠粘连、涨奶、尿潴留、便秘等问题，再到居家坐月子的健康生活护理、指导喂哺等专业护理，都对产褥期护理提出了专业和细致的要求。

事实也表明，得到专业指导和护理的产褥期，大多数产妇的身体能得到很好的恢复，并且能够避免所谓"月子病"，可以大大提高产妇的生活质量，还可以提升产妇及家庭照顾婴孩的能力。

可以说，专业的产褥期护理，不亚于一场一个多月的母婴生活护理培训，聪明的产妇和家庭会因此受益良多。

这些工作，就是我们的月嫂大姐们在做着的。

本书的诸多酸甜苦辣的故事，都来自她们——济南阳光大姐服务公司的首席金牌技师月嫂——周兰琴大姐、段美大姐、聂娇大姐、刘桂香大姐、王静大姐、申传惠大姐等。

1

她们都有着十余年的工作经历，从一名普通月嫂，一步步成为高级家政员、高级营养师、高级育婴师、高级按摩师、熟练掌握多项技能的母婴生活护理员，都拥有了首席技师月嫂的最高头衔。她们获得过许多荣誉，年年被评为优秀家政服务员、优秀标兵、济南市杰出技术能手、济南市"三八"红旗手、济南市道德模范、济南市突出贡献技师等，她们还参加过全国的家政服务大赛，荣获金奖。

　　她们，都经历过上百个家庭的服务，遇到过各种各样、形形色色的产褥期问题，诸如顺产后第二天就子宫脱垂的、剖腹产后躺着不动肠粘连和尿潴留的、冬季坐月子长湿疹的、剖腹产也得痔疮的、产后抑郁的……面对这些问题，她们通过请教专家、自身摸索、集体沟通等形式加以解决，形成了宝贵的经验，随时总结、创新、提升，并对其他月嫂进行培训和普及。

　　如今，她们大都身怀绝技，拥有自己的独门秘籍，有的还成立了自己的工作室，把经验结集成范本和教材。因为有实践经验傍身，她们的技术应用更加实用和娴熟，为千家万户送去贴心的服务，送去真正的帮助。她们因为个人价值的被认可而更懂得珍惜和感恩，从无怨言，非常热爱自己的工作和团队。

　　在她们的身上，有说不完的故事，写不完的篇章。

　　她们每天依然忙碌在用户家里。她们希望把自己亲身经历过的诸多故事讲给大家，把一些方法教给大家，让许多迎接新生儿的家庭少走弯路，让更多的月嫂掌握实用的技能。我们把这些故事和方法整理成书，希望给即将迎来新生命的家庭一些真诚的帮助。

　　随着时代的变迁、科技的进步、观念的变化，有关食物、营养、身体、生理的各种学说层出不穷，诸多观念和方法都在随着新学说、新理念的产生而改变，生育这件事，变成了一个永远在成长的话题。大姐们随时在吸收新知识和新理念，并在实践中辨真去伪、融会贯通，成长为一群智慧的月嫂！

她们是有着十多年从业经验的实操专家；她们是母婴护理行业的标兵；她们在不断学习和用心实践中追随和推动着母婴护理行业沿着专业化的道路健康发展。

她们真的像阳光一样照亮了无数年轻而茫然的新手父母的心，温暖了无数手足无措的家庭。她们有一个共同的名字——阳光大姐。

每个人的经历都是一本书
相似又不同
现在
翻开书
在别人的经验里
找寻你的足迹
拿起你的笔
郑重写下
属于你自己的
一本生产成长的
心书

如何使用本书

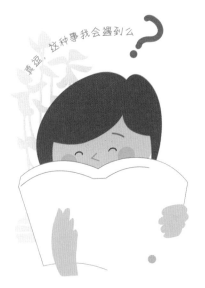

可阅读：趣味故事，感同身受。

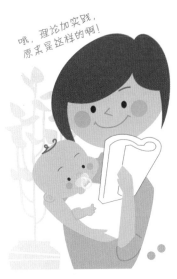

可参考：事件顾问，月嫂＋专家。

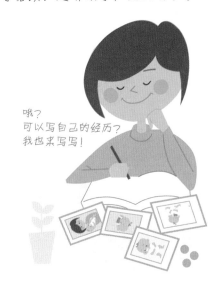

可动手：书写记事，留存记忆。

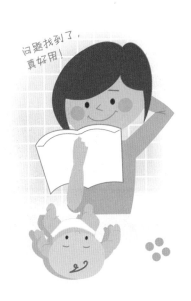

可实操：应急备查，亲密帮手。

友情 提醒——

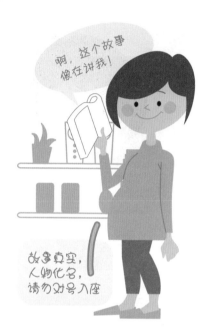

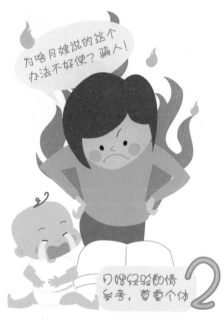

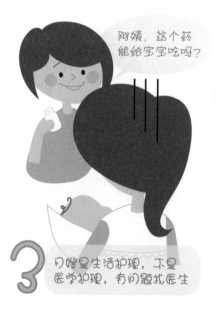

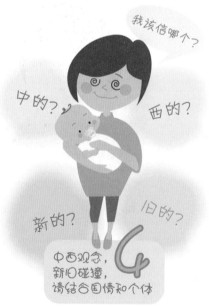

目 录 · contents

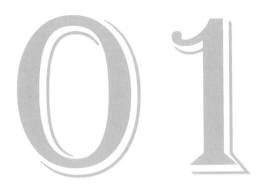

01

看，准辣妈的产前准备

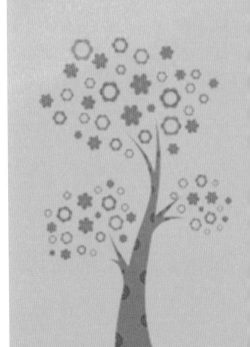

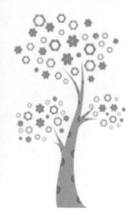

物品准备：
姚媛媛的产前物品准备

从周兰琴大姐的描述看，姚媛媛，拿时下的话说，就是一位人见人爱、花见花开的美女。

这个美女没有一般美女的矜持，大大咧咧，有口无心，心地善良，对煽情广告毫无免疫力，遇到商家推销上门，简直比托儿配合得还好。所以，在大家眼里，她挺"二"，"二"得有盐有味，无比可爱。

二不分分的姚媛媛，一不小心结婚了。

某天早上，啊呀，一不小心，又发现怀孕了。

一连串的人间大事都被这"二"姑娘傻乎乎撞上了。

这不，十月怀胎转眼就要过去，即将临盆的这个"二"准妈妈，自己开始做产前准备了。

生孩子这可是大事，"二"姑娘、"二"准妈妈没经验啊，咋办？老一辈的经验她又不屑一顾，人家要做的是绝对现代派的酷帅辣妈呀。

她倒是有办法，上网搜了一堆资料，照单买书，对书中的建议，也是照单全收。

她的想法是：我全都买了，到时候用啥都顺手。

包括产前请月嫂这种大事她都提前准备了。谁说她"二"啊，真的很用心啊！她请的月嫂就是来自济南阳光大姐服务公司的首席金牌技师——月嫂周兰琴周大姐。

周大姐可是个非常认真细心的人，为了提前了解姚媛媛的身体和家庭情况，周大姐在预产期前一个月，就专门打电话询问了媛媛的身体和准备情况。听媛媛说买了不少东西，就专门去看了媛媛一趟，一是熟悉一下她家的情况，二是看看她究竟准备得咋样。

一般来说，月嫂们都会在预产前根据客户的需要提供一份产前准备物品清单给待产家庭备用。可是周大姐一到媛媛家就发现，这姑娘已经早就开始准备了。

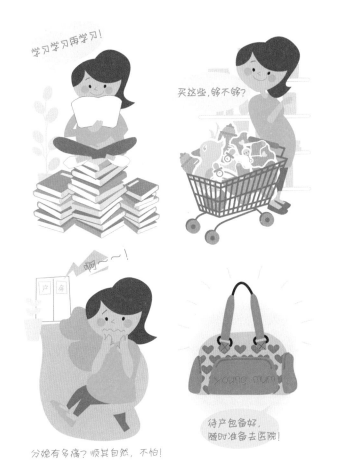

月嫂们都会在预产前根据客户的需要提供一份产前准备物品清单给待产家庭备用。

一脚跨进媛媛精心为孩子准备的儿童房，但见大床上、婴儿床上、地上、桌子上、衣柜里，满满当当、五彩缤纷、大大小小、琳琅满目……天呐，这是要开婴儿用品店的节奏啊！见多识广的周大姐知道又遇到个"小败家"了。就问她：你买的东西都有记录吗？

奇怪的是，一向粗心大意的"二"姑娘，拿出一个笔记本，翻开一看，虽然浮皮潦草，倒是记录得详细真实，包括怀孕、孕期、体检、体重变化、购物记录等，文字加数字，满当当啊。周大姐欣赏的眼光让媛媛不好意思起来，说："嗨，整天在育儿坛子里混，大家都做得很仔细，天天晒，我也记下来跟大家晒，很好玩！"呵呵，新生代的妈妈，生孩子也得秀呀！

周大姐拿出准备的产前物品准备清单，先跟媛媛对了一下宝宝用品，把物品表中特别需要注意的事项跟媛媛讲了一遍，诸如奶瓶要用玻璃材质的不要PVC的，PVC有辐射；婴儿衣服洗涤，最好用专用肥皂，它比洗衣液性价比高还实用，洗衣液泡沫多不容易清洗干净；婴儿洗澡盆简单的就好，功能越多越不好使用，这个是根据工作经验得来的，功能越简单的使用寿命越长，经济实用；媛媛的宝宝衣物购买过多，而宝宝前三个月基本都是包被包着，这样宝宝会更有安全感，即使要穿也穿和尚服比较容易穿脱，宝宝长得快，衣物淘汰得很快。但总体来说准备得挺充分，周大姐表扬鼓励了她，并且建议她合理控制上网时间，有空到"阳光大姐"的产前孕妇课堂学习，还可以带老公和家人参加"阳光大姐"的各种孕产培训课程。说得媛媛直后悔没早点找周大姐咨询。

周大姐说，妈妈的产后物品不需要准备太多，需要时再买也可以。重要的是大家所说的待产包，就是去住院生产时要带的生活起居用品等，周大姐有一份自己根据多年工作经验独创的待产包物品表，还附有详细的使用说明。比如，拖鞋可以备两双，为什么呢？因为产前洗澡可能会穿塑料拖鞋，产后为了避免脚后跟受凉，要备一双带后跟的棉拖鞋；牙刷要换一支产妇用的软毛的，避免刺激牙龈，因为产后身体虚弱，产后20天左右还容易出现牙龈出血；此外还要带衣挂，供在医院里洗衣服后晾晒用；可能的话可以备一盒马桶垫，预防公共病房的交叉感染；最好提前办好生产医院的就医卡，不至于临时慌张，等等。媛媛很用心地一一记下了。周大姐把物品表留给她做参考，非常实用。

最后，周大姐帮助姚媛媛将所购物品使用的先后顺序重新整理了一遍，宝宝一出生就要用的往外放，暂时不用的往柜子深处放；还要加以归类，放到顺手的地方，该放卫生间的放卫生间，该放厨房的放厨房……一番整理后，房间井然有序。万事俱备只等生产啦！

听周大姐讲，姚媛媛这个可爱又用心的姑娘，在生产这件事情上，因为年轻，她也害怕，但更多的是好奇和期待，整天跟一群准妈妈在网上一起晒孕期日记和产前准备情况，既是学习交流，也很好地缓解了害怕情绪。除了上网，她还购买了各种怀孕、分娩类书籍，认认真真地学习。妈妈这门课，真的是自学成才啊。为迎接宝宝的到来，姚媛媛已经从一个"二"姑娘慢慢炼成了准辣妈。

2015年4月3日，周大姐和媛媛的家人一起，顺利地迎来了一位新妈妈和一位健康的男宝宝！周大姐的新工作伴随着媛媛和宝宝的新人生就这么又展开了。

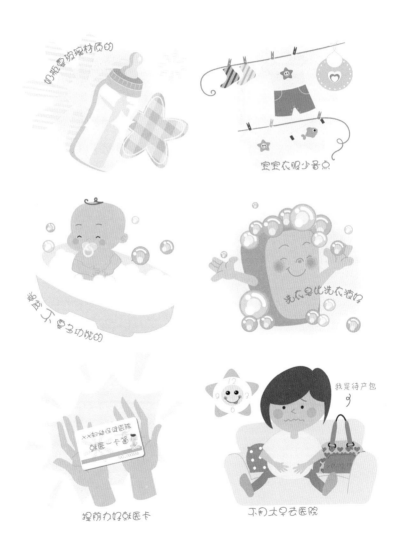

仅供参考，酌情准备，请在您需要准备的物品选项下打"√"：

1. 宝宝用品

选项	品 名	数量	用途说明	备注
	大奶瓶、小奶瓶	各1个	刚出生宝宝喝水、喝奶	玻璃材质最好，无辐射无污染，温度感知感强
	奶瓶刷、奶嘴刷	各1个	清洗奶瓶、奶嘴	选海绵材质的比较好用
	消毒锅	1个	奶瓶消毒	酌情准备
	温奶器	1个	温奶	酌情准备
	奶瓶夹	各1个	夹奶瓶	用奶瓶夹以防消毒过的奶瓶烫手
	喂药器、软头勺、感温勺	各1个	喂药、喝水、测温度	酌情准备
	恒温水壶、婴儿用小碗	各1个	保温、备食	酌情准备
	婴儿指甲剪	1个	修剪婴儿指甲	
	隔尿垫巾	2包	防止尿湿	酌情准备
	可洗式隔尿垫（大小）	各2个	防止尿湿	
	可洗式防侧漏尿裤	2个	穿在尿布外防漏	酌情准备
	婴儿纸尿裤	2包	外出或临时用	NB号
	可洗式尿布、尿布夹	30块	尿布夹供晾晒尿布用	酌情准备
	婴儿洗衣皂、肥皂粉	10块	洗尿布	洗衣液泡沫太多不好清洗
	小口巾	10块	婴儿吃奶后擦嘴	
	多功能哺乳器	1个	协助喂奶	酌情准备
	肚围、肚兜	各1个	保护婴儿肚脐	酌情准备

选项	品　名	数量	用途说明	备注
	新生儿衣服、帽子、袜子	各2套	婴儿穿	可备和尚服。但宝宝出生后前三个月建议都用包被包，三个月后再穿衣服。这样便于护理，而且刚从肚子里出来的孩子被包住有安全感。
	棉棒、湿巾	各2包	擦洗婴儿	
	婴儿洗澡盆	1个	婴儿洗澡	简易的，建议不要买多功能的
	宝宝专用盆	4个（2大2小）	清洗婴儿衣物、尿布、婴儿洗头洗脸	酌情准备
	体温计、澡温计、室温计	各1个	测温	可合用
	婴儿洗发液、沐浴液、护臀膏	各1瓶	护理婴儿	
	抚触油、爽身粉、润肤露	各1瓶	护理婴儿	
	授乳清洁棉	1盒	擦洗乳头用	
	小毛巾	2条	洗澡后擦头、当围嘴防溢奶	
	婴儿浴巾、纱布手帕	各2条	婴儿洗澡、洗脸、洗手	
	奶瓶清洁液	1瓶	洗奶瓶	酌情准备
	奶粉	1小盒	下奶前喂养婴儿用	糖尿病妈妈要准备葡萄糖，供新生儿出生喝
	大毛巾	2条	宝宝侧卧睡用一条，宝宝喂奶时垫在宝宝后背一条	毛巾卷起来用两根橡皮筋套住
	婴儿床、婴儿推车	各1个	婴儿睡眠、外出使用	推车要可躺的
	棉被、夹被、包被（单的、棉的各2）	各2条	换季用、包孩子用	包被可备3~4个

2. 准妈妈必备品

选项	品名	数量	用途说明	备注
	一次性内裤	6个	医院住院期间使用	用完丢弃
	护理垫	1包	防止恶露污染床单	
	产妇专用卫生巾	2包	恶露垫用	
	哺乳文胸	2个	喂奶	不带钢托
	可洗内裤	3条	换洗	纯棉
	哺乳衣	2套	喂奶	开衫、纯棉的
	吸乳器	1个	奶多吃不完时用	
	一次性防溢乳垫、可洗式防溢乳垫	各1盒	一次性应急用，可洗的平常用	
	基础护肤品、洗漱用品	各1套	住院期间用	不要功能性护肤品
	免冲洗沐浴巾	10片	住院用	住院期间不方便洗及晾晒衣物
	束腹带	1盒	束腹	遵医嘱使用
	妊娠纹防护液、疤痕修复液	各1瓶	伤口修复	酌情准备
	月子餐	1套	食用	酌情准备
	生化汤	2盒	产后调理	酌情准备

3. 待产包（分娩时带到医院的物品）

将所购物品整理好，将以下物品打包，一旦出现临产状况，去医院不至于手忙脚乱：

宝宝用品和妈妈用品分放不同包里。贵重物品随身携带。

① 产妇和老公的身份证、户口本、结婚证、产检证明、准生证（有献血证的也带上）、医院就医卡、母子健康手册。

② 内衣、睡衣3套。（产后出汗多）

③ 塑料拖鞋1双（产前用）、棉拖鞋1双（产后用，带后跟的）、袜子2双、带帽外套1件（出院用，视天气情况准备）、帽子一顶。

④ 一次性内裤6个、护理垫1包、产妇专用卫生巾2包、马桶垫1盒。

⑤ 产妇自用毛巾2条、专用盆1个、洗漱用品一套（牙刷要软毛的）、口杯1个、勺子1个、碗1个、纸杯若干个、面巾纸1盒、湿巾1盒、衣挂4个、梳子1个、镜子1个

⑥ 巧克力若干、带转弯的吸管2条、牛奶2~3瓶、功能饮料2罐。（生产时食用）

⑦ 碗筷1套、水杯1个、保温桶2个。（吃饭、喝水、送饭用）

⑧ 宝宝纸尿裤NB号2包、隔尿垫巾1个、棉尿布10个、婴儿毛巾2条、抱毯1件、奶瓶2个、一次性尿垫巾10个、宝宝袜子2双、宝宝帽子1顶、吸奶器1个。

⑨ 笔、笔记本。（记录宫缩或者宝宝情况）

⑩ 足够的现金、银行卡。（临时购物或吃饭等需要用现金）

⑪ 照相机或摄像机。（拍照、摄影，留下美好记忆）

⑫ 手机。（特别重要，有情况及时联系家人）

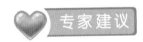 专家建议

凡事讲求未雨绸缪，生宝宝也是同样的道理，了解得更多，准备得更充分，在生产时及生产后都会更加从容。"阳光大姐"提供的物品表已经总结归纳得很充分了，可以参考下，但并非所有都得买，有些物品能借到也是不错的选择。

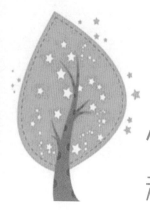

心理准备：
赶走忧虑，快乐待产

云儿是周兰琴大姐的客户。

她怀孕时已经30岁。

她和老公都是这个城市里的漂一族，蜗居在城南的一套二手小房子里，连暖气都没有，老公跟人合作搞着一家公司，自己工作不稳定，当时根本没打算要孩子，一度还想丁克。

所以，当得知怀孕后，她和老公都没有那些所谓的激动、战栗、幸福感，更多的是惊讶和难以置信——真的有个孩子在肚子里了？他和她的血肉的融合儿？

云儿的早孕反应只是干呕，并没有传说中那样吐得天昏地暗。鼻子灵敏得像警犬似的，什么味儿都闻不得，尤其是厨房味儿，厨房门没关严，卧室里的她就闻着饭菜味儿干呕。什么都不想吃，整天只喝些青菜粥。下班回家路上，车窗外的什么海鲜、火锅、烧烤……竟连招牌都不忍看，只把眼睛紧闭，待到视线里出现树啊房子啊才长舒一口气。

怀孕后，也不晓得是什么原因，云儿说，她总是莫名其妙地烦恼，这身材会变成啥样啊？尤其自己还是易胖型体质！孩子生下来怎么带啊？父母年龄都大了而且都在南方，自己也没有经验。再加上身材变形，还怎么找工作啊？真是有太多危机了。而且，生孩子肯定很疼，顺产、剖腹产都逃不掉挨刀……唉，真是没完没了的担忧！

好不容易适应了怀孕初期的不适，云儿在家看了很多关于预产、生产、产褥期的资料。可是云儿却越来越焦虑了，总觉得还有什么没学习到，还有什么没落到实处，偶尔还有点灰心丧气，说不出来的沮丧。既对未来的宝宝充满好奇、渴望，又是满心焦虑、担心。自己能受得了生产之痛吗？医生会让自己顺产吗？会像别人那么幸运吗？比如不用侧切，生个标准可爱的娃娃，体形恢复得很好……

当周大姐跟云儿签订服务合同时，就看出来她的状态不好，没有父母亲人在身边，这姑娘也是太孤单，于是抽空跟她聊了聊。起初云儿的态度并不好，周大姐也不在意，估计光说不练她也不会信任自己，还是从具体工作入手吧，先关心她的产前物品准备，一问，什么都没准备，态度还很消极。

周大姐说，云儿这状态要是不改善，心理准备不足，没有信心，这么消极，等孩子生下来事情又多，还不知道得生出多少麻烦来，得抑郁症伤害自己、摔孩子的事自己并不是没见过。于是，周大姐留心了公司的产前培训课程，连哄带劝地把云儿哄去上课。周大姐每周有两次在"阳光大姐"讲课，培训别的月嫂，趁此机会，留出时间，问问云儿上课的感觉，又带她去旁边的母婴用品店逛逛，教她认识那些千奇百怪的新用品，顺带跟她聊聊天。

慢慢地云儿也不拘束了，跟周大姐处得越来越好，话也多起来，也就把自己的担忧、疑问、沮丧都说给了周大姐。周大姐告诉她，人人怀孕生产都是这样的一个过程，顺其自然就对了，车到山前必有路。你的身体没问题，月子里听大姐的安排，保证你身材恢复得棒棒的，不会长胖，而且，你老公现在事业发展挺好的，你们都是有文化的人，带两年孩子，孩子上幼儿园了，你如果想上班，依然可以上班嘛，很多女人都是这样过来的。云儿慢慢释然了很多。

周大姐后来又找云儿老公聊了一次，建议他多关心云儿，抽时间陪她，做好吃的，加强营养。孩子即将出生，不仅云儿要调整好心态，家人更要调整好生活重心和节奏，想好孩子出生后，时间和事情怎么安排；另外，一定要多安抚云儿的情绪。她之前表现出的就是一种产前抑郁，不重视的话，可能导致产后抑郁，严重的话会演变成抑郁症，那对家庭来说就太不幸了。

老公意识到了事情的严重性，虽然工作很忙，还是采取了积极应对的态度，抽时间陪云儿聊天，增强她的信心，带她熟悉生产医院，了解生产过程，一起准备生产物品……从各方面尽量打消云儿的各种顾虑，吃下定心丸。

云儿在忐忑不安和老公的安慰里，终于迎来了自己的阵痛！

顺产，女孩，七斤重；母女平安。

产前心理准备

进入孕后期以后，孕妈妈子宫极度膨胀，各器官的负担也接近高峰，所以，孕妈妈心理上的压力也更大。由于体型变化和运动不便，孕妈妈心理上也会产生一些变化，有许多孕妈妈会产生一种兴奋与紧张的矛盾心理，从而导致情绪不稳定、精神压抑等心理问题，甚至会因心理作用而自感全身无力，即使一切情况正常，也不愿活动。由于临近预产期，孕妈妈对分娩的恐惧、焦虑或不安全感加重，对分娩"谈虎色变"。所以这时候加强心理疏导是很有必要的。

1. 了解分娩原理及有关科学知识

人的恐惧大多是因为缺乏科学知识胡思乱想而造成的。

在怀孕期间，建议孕妈妈看一些关于分娩的书，了解整个分娩过程后，就会以科学的知识取代恐惧的心理。这种方法不但效果好，还可增长知识克服分娩恐惧。许多地方的医院或有关机构举办了"孕妈妈学校"，在怀孕的早、中、晚期对孕妈妈及其丈夫进行教育，专门讲解有关的医学知识以及孕妈妈在分娩时的配合方式。这对有效地减轻心理压力，解除思想负担以及做好孕期保健工作，及时发现应对各类异常情况等都大有帮助。

2. 作好分娩准备

分娩的准备包括孕后期的健康检查、心理上的准备和物质上的准备。

一切准备的目的都是希望母婴平安，所以，准备的过程也是对孕妈妈的安慰。

如果孕妈妈了解到家人及医生为自己做了大量工作，并且对意外情况也有所了解，那么，她的心中就应该有底了。孕后期，特别是临近预产期时，准爸爸也应作好准备，比如调整工作节奏，把生活重心转移到妻子身上，多安慰妻子，使妻子心中感觉有依靠。

3. 不宜提早入院

临产时身在医院，是最保险的办法。可是，提早入院等待也不一定就好。

首先，医疗设置的配备是有限的，医院不可能像家中那样舒适、安静和方便；其次，孕妈妈入院后较长时间不临产，会有一种紧迫感，尤其看到后入院的孕妈妈已经分娩，对她自身也是一种刺激，这会加重临产前的紧张情绪。

另外，产科病房内的每一件事都可能影响住院者的情绪，这种影响有时候并不十分有利。所以，孕妈妈应稳定情绪，保持心绪的平和，安心等待分娩时刻的到来。不是医生建议提前住院的孕妈妈，不要提前入院等待。

4. 控制对分娩的恐惧

首先，把对分娩的恐惧转移到别的方面。"船到桥头自然直"，不要把分娩当作一件特别严重的事情来考虑，生活中避免和家人谈论分娩这个话题。这样做可以暂时转移对恐惧的注意，但不能从根本上消除对分娩的恐惧。

其次，正视分娩的恐惧。将各种可能遇到的问题事先想清楚，同时找出每个问题的解决方法。做好分娩前的物质准备，这样就不会临时手忙脚乱，也有利于稳定情绪。

5. 孕妇的家人应该积极地关心和支持孕妇

尤其是孕妇的丈夫，应该尽可能多陪伴孕妇，照顾孕妇的饮食起居，加强和孕妇之间的交流和沟通，给予她精神上的支持和鼓励，让孕妇觉得你在和她一起迎接考验，从而获得安全感，保持良好的心理状态。孕妇的长辈也可以现身说法，解除孕妇精神和思想上的负担。

6. 营造舒适整洁的环境

舒适整洁的环境有利于孕妇保持愉快平稳的心态。所以应尽量改善和美化孕妇的生活环境，调节孕妇的心情。

总之，临产前孕妇一定要充满信心，努力保持心理状态的稳定，这样才会有利于分娩的顺利进行。

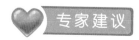
专家建议

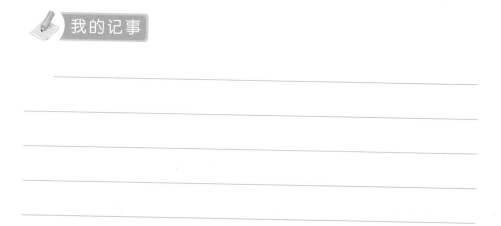

针对产前准备，大部分家长都做好了产前的物品准备，但是往往会忽略孕妇的心理状态。其实，产前的心理准备也是相当重要的一个环节，也是孕妇能否成功分娩的关键因素之一。无论是家人、朋友，还是医护工作者，都应针对孕妇的心理状态予以关心并采取相应的护理对策，使其能够顺利地进行分娩。

我的记事

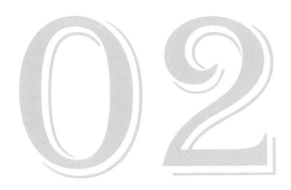

02

产褥期，你对女人有多重要

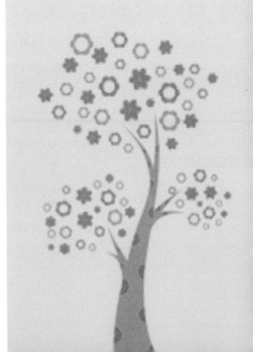

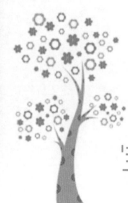

宝宝出生了，妈妈在哪里

　　周兰琴大姐说，女人生孩子，大家盼的都是孩子，孩子一出生，大家高兴得很，有意无意就容易忽略妈妈；而对妈妈来说，自己九死一生闯过鬼门关生下孩子，嘴上不说，可心里非常希望大家关心自己。如果大家都去关心宝宝了，妈妈会很失望，加上生产后身体激素不平衡，心理上也容易钻牛角尖，就容易闹情绪，严重的还会抑郁。所以，作为月嫂，最要紧的是观察这个家庭里的气氛，帮助调剂气氛和协调关系，一家人乐呵呵的，才有利于宝宝和妈妈的健康。

　　蒋兰，周大姐的客户，就遇到了这种问题。

　　蒋兰的老公周铭是三代单传，这回蒋兰剖腹产下一个八斤重的大胖小子！周铭一家人都高兴坏了，四处报喜，病房里一拨拨的亲戚朋友来祝贺，蒋兰几乎不能睡个完整觉。

　　周大姐琢磨，要让蒋兰休息好就得减少探视，还不能让蒋兰家人觉得自己多事。最后决定跟周铭说说这事儿：亲戚朋友来得太多，恐怕不利于蒋兰休息，周家大功臣需要好好休息才能恢复得好，宝宝还指望她喂奶呢，休息不好不利于下奶。周铭倒也配合，劝走了大家。

　　问题出在蒋兰婆婆身上。比如说吃，周大姐跟婆婆商量过，说剖腹产后排气（放屁）之前喝流质汤类就可以了，清淡点儿，准备小米汤就行。可是，婆婆送来了热乎乎的一大缸子鸡汤，让周大姐赶紧给蒋兰喝了好下奶，说是再不下奶就把孙子饿坏了。周大姐耐心地告诉她，现在讲究科学下奶，女人刚生完孩子，乳腺管还没来得及打开，这时候催奶的话就容易涨奶；而且，即使下奶后，也不适宜吃太过油腻的东西，太油腻会导致奶水脂肪过高，宝宝吃了容易拉肚子。现在时代变了，跟过去缺营养时候的吃法不一样了……婆婆听了，虽然觉得有道理，还是嘟囔：那我孙子啥时候才能吃上奶呢？过去不都是这么干的吗？生完孩子赶紧吃点好的！周大姐又耐心地劝慰她，完全不用担心，宝宝一定能吃上奶，蒋兰的下奶条件好，大家好好配合，这个阶段，下奶的法宝不是吃好的，而是宝宝多吸，俩小时就让宝宝吸一次，坚持几天就会下奶。于是，婆婆就盯着表，过一会就提醒，别忘了让宝宝吸奶！

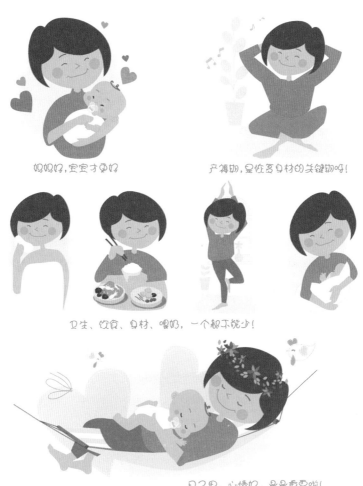

妈妈好，宝宝才更好

产褥功，是恢复身材的关键哦！

卫生、饮食、身材、喂奶，一个都不能少！

月子里，心情好，格外重要啦！

蒋兰是第三天下的奶。婆婆很着急，言语中充满了焦虑和抱怨。蒋兰偷偷抹眼泪，周大姐劝她：婆婆这样也是为了孩子，孩子也是你的，她也不是为自己，把心放宽些，奶才能下得好。

婆婆嫌蒋兰的奶水不足，也不按周大姐的吩咐做，总是按照自己的想法，弄些所谓的下奶偏方做好了带给蒋兰喝，蒋兰喝也不是，不喝也不是，很委屈。

好在周大姐会劝，加上周大姐做事都是有理有据的，跟蒋兰和婆婆说得明明白白，蒋兰完全信赖周大姐。周大姐空时找蒋兰老公周铭聊聊，动员他当蒋兰和婆婆之间的和事佬，有事和稀泥不偏袒，私下里多关心和夸奖蒋兰。周铭照着做了，这让蒋兰很欣慰。只要有老公支持，她觉得再大的苦都可以扛过去，更何况，周大姐说过，婆婆也是爱孩子心切。就这样，度过了一个漫长的产褥期。

其实，周大姐见过很多比这还过分的家庭，一家人一门心思都在孩子身上，不懂得体恤产后需要关心的新妈妈，多少新妈妈在月子里流泪，都是因为家庭矛盾和被忽视。新妈妈身体和心情不好，一旦出了问题，家人都不反省，还抱怨新妈妈娇气、多事儿。家人的指责、抱怨简直就是火上浇油，使新妈妈的心情更糟。

总的来说，产后家人一定要细心、科学地关怀新妈妈，尤其是老公，做丈夫的鼓励、安慰、贴心，即便家人为难，新妈妈也能挺过去。

周大姐说，其实，除了少数有先天疾病的，绝大多数宝宝只要关注吃喝拉撒睡就可以，不需要过度关注。倒是新妈妈，顺产的经历阵痛侧切，剖腹产的做手术，都很不轻松，都带着伤，身体需要调整恢复，情绪心态都容易失调，需要家庭在身体、饮食和心理上给予更多的关注，只有妈妈身体好、心情好，才对宝宝的成长发育有利。

所以，宝宝出生了，妈妈应该在哪里呢？

妈妈应该被大家放在眼里、心里！不要厚此薄彼才对！

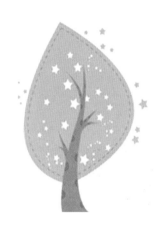

产褥期，美丽的蜕变

高凤是聂娇大姐的客户，32岁，胖子一枚，168厘米的个子，进产房前足足200斤，出产房180斤。

见到聂大姐，第一句问的就是："大姐，你能帮我减肥么？"

大姐一听就笑了，说："你只要听我的，保证你减肥！"

高凤一听，两眼放光："真的啊？太好了！我不喂奶了！"

大姐微微一笑说："不对，要减肥必须喂奶！"

高凤不解。聂大姐告诉她，喂奶是个大量消耗身体里热量的过程，非常利于产后妈妈减轻体重，对恢复身材很有好处。很多人身体臃肿其实是不科学摄入脂肪造成的。只要管住嘴，科学合理饮食，不仅能保证乳汁充足、宝宝健康，还能帮助妈妈减轻体重。加上按摩、产后操、束腹等手段，产褥期其实是身材不完美的女人重塑美丽的最佳时机。

高凤又担心喂奶造成乳房下垂的问题。聂大姐告诉她，乳房下垂是自然现象，跟喂奶没有关系。相反，有些妈妈因为喂奶得法，断奶后乳房变得更加挺拔，尺寸也更合理。

最后，聂大姐说："第一，你能管住嘴吗？第二，你能听我的吗？"

高凤充满期待地一通儿点头。

聂大姐说，产后6个月内是减体重的黄金时期，而产后第一周更为关键。均衡的饮食加上适当的运动，提高新陈代谢率，才不致造成水肿不消和日后的持续肥胖。

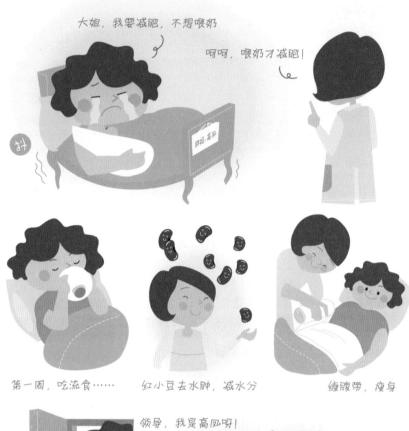

第一天，聂大姐见到高凤老公送来的饭碗，那哪里是碗，简直就是一个大钵。聂大姐说，换碗，普通饭碗即可。

高凤是剖腹产，聂大姐给她安排的饮食是：

第一周，全流食，从小米汤过渡到冬瓜汤、红小豆汤。每次一小碗，每一个半小时喝一碗。冬瓜和红小豆都是利水消水肿的。三天流食吃下来，高凤体重170斤，减掉10斤。高凤信心大增。聂大姐说，这个时候减掉的都是水肿水分，怀孕期间堆积在身体里的大量水分是使身材臃肿的罪魁祸首。

高凤在第三天下了奶，金黄色的初乳，足足下了五天。第五天出院回家，见高凤奶这么好，当初怀疑和担心她这样吃不利于下奶的长辈们也不吱声了。

第二周，半流食，开始吃稀饭、烂面条、鸡蛋羹等半流质食物，配合生化汤喝，少食多餐，每天至少吃六顿。

第三周，开始食用固体食物，适量进补……

聂大姐说，生后第十天，伤口完全愈合了，就开始给高凤缠腹带，足足缠了两个月。外加产后操指导，天天监督她做。高凤非常信任她，乖得很，让干嘛就干嘛！

出满月时，高凤体重165斤。宝宝百日时，150斤。

高凤去单位，竟然没有一个人认出她来。

高凤的蜕变，她个人和聂大姐都相当有成就感。

聂大姐说，除了高凤，还有些别的妈妈，产前乳房小，产褥期养成良好的母乳喂养习惯，断奶后乳房像重新发育了一样，坚挺饱满。这就是为啥人们总是说，生过孩子的女人，才更有风韵。产褥期就是女人的美丽蜕变期，这完全值得一试。

聂大姐说，高凤的食谱不是人人都适用的，怎么吃，完全要根据个人体质和身体状况来定。（详见阳光大姐金牌育儿系列之《月子餐》一书）

为何要重视产褥期护理

产褥期是指胎儿、胎盘娩出后到产妇肌体和生殖器官复原的一段时间，一般需要6~8周。医学上将这段时间称为产褥期和产后期，民间俗称"坐月子"。坐月子意味着产妇要卧床休息，现代妇女坐月子，一要休息好，调养好身体，促使生殖器官和肌体尽快康复；二要以均衡的营养来补充生产时的消耗和满足母乳喂养的需要。

1. 十月怀胎期间，孕妇担负着胎儿生长发育所需要的营养供应责任，母体的各个系统都会相应发生一系列变化，尤其是子宫变化最为明显。到妊娠后期，子宫重量增加到非孕期的20倍，容量增加1 000倍以上，心脏负担增大，血流速度加快，同时因胎儿逐渐成长，使膈肌逐渐上升，导致心脏移位，肺脏负担也随之加重。妊娠期肾脏也略有增大，输尿管增粗，肌张力降低。还有骨骼、肌肉、脊椎、韧带等都会发生相应的改变。产妇须利用坐月子的时机好好静养，减少活动量，让这些器官轻松复原。

2. 产妇生产时不仅消耗大量体力，也会造成一些损伤，如胎盘剥离时在子宫壁留下的创面、会阴部的撕裂伤、侧切伤或剖宫产的手术伤口，这些都需要休养，好让产妇恢复体力，伤口得以复原。坐月子正是让产妇得到充分休息的时期。

3. 产妇分娩后母体器官恢复到产前的状态以及身体各器官的复原都要在产褥期（月子里）基本完成，而能否复原，取决于产妇在坐月子时的调养保健。如果养护得当，就恢复较快，而且不留后患；如果调养失调，恢复就较慢而且大多会患产后疾病，甚至贻害终生。

4. 对初产妇而言，坐月子这段时间可视为心理调整的缓冲期，让产妇慢慢适应并习惯母亲这个新的角色。如果坐月子时请月嫂照顾产妇，更是产妇学习育儿技巧与经验的好时机，同时还可以利用坐月子这段时间好好养精蓄锐、恢复体力，以迎接漫长的育儿过程。

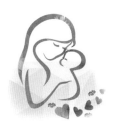

产褥期护理注意事项

1. 产后清洁很重要

外阴的清洁是产后清洁的重点，需要每天清洗。选择洗液时，应尽量选择pH值适合弱酸性外阴环境的中药洗液，以避免妇科炎症的发生。

2. 室内温度需把控

产妇生产后，会大量排汗，毛孔张开，很容易受风寒，因此要避免直吹空调、穿堂风。我国传统一般不主张产后洗澡，其实产后洗澡因人而异。产后洗澡须注意，水温应控制在41℃左右，水温不宜太低，也要避免过高；洗澡的时间尽量短，不要泡澡；洗后要注意及时擦干，如果是冬天更需要特别注意保暖。（详见本书《新妈妈，小心感冒》章节）

3. 母乳喂养更有利

女性乳头、乳房的保养在产前、产后都是非常重要的。有些人乳头凹陷，在孕期时可在医生指导下进行矫正训练，这样可以保证产后更好的哺乳。注意没有医嘱不要擅自练习，谨防引起子宫收缩导致流产。此外，产后母乳喂养，不仅有利于宝宝的健康，还有助于妈妈们子宫的恢复。（详见本书《怎么开奶，谁说了算》《我的乳房谁做主》等章节）

4. 产后进补要适当

产后女性身体一般较为虚弱，需要适当进补。一些早产妈妈可适当吃钙片，一方面可以弥补早产儿存在的一些先天不足；另一方面可以补充产后身体内轻微的钙流失。但须注意进补适当、科学、合理。

5. 高龄产妇须谨慎

女性的最佳生育年龄为20岁至35岁。如果超出35岁，即为高龄产妇。高龄产妇较适龄产妇在妊娠期间患病的几率大，容易出现妊娠性高血压等疾病。（详见本书《高龄妈妈》等章节）

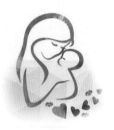

产褥期产妇须知

1. 产后锻炼

产后要适当活动，以利于促进子宫收缩及恢复，帮助腹部肌肉、盆底肌肉恢复张力，保持健康的形体，有利于身心健康。产后适当休息，最好侧卧，多翻身，尽量少仰卧。顺产产后12~24小时可以坐起，剖腹产拔除导尿管后可以坐起，并下地做简单的活动。生产24小时后就可以锻炼：肛门及会阴部、臀部肌肉的收缩运动，俯卧运动，仰卧屈腿，仰卧起坐，仰卧抬腿等。开始应有人协助，以后慢慢自己做，根据自己的能力决定运动时间、次数。注意不要过度劳累，开始做15分钟为宜，每天1~2次。（详见本书最后一章《保健操，产后依然要美丽》）

2. 健康查体

在产褥期末，即产后6~8周应到医院进行一次全面的产后检查，以了解全身和盆腔器官的恢复及哺乳情况，以便及时发现异常情况并早处理，防止延误治疗和遗留病症。如有不适，则应提前检查。

3. 产后用药

母体服用的大多数药物都可以通过血液循环进入乳汁，影响宝宝。因此，产妇服用药物时，要考虑对宝宝的影响。有些药物哺乳期不能服用，如红霉素可引起宝宝的肝脏损害，出现黄疸；氯霉素可使宝宝出现灰婴综合征；链霉素、卡那霉素可引起宝宝听力障碍；四环素可引起宝宝牙齿发黄；磺胺药可引起宝宝肝脏和肾脏功能的损害；氯丙嗪和安定也能引起宝宝黄疸；灭滴灵则会使宝宝厌食、呕吐；利血平会使宝宝鼻塞、昏睡。

4. 产后美体

对于关注产后美体的新妈妈来说，子宫、子宫颈、阴道等都在产褥期恢复到孕前水平，由于孕育导致的骨盆宽大、耻骨联合分离等，也会在分娩后两个月之内恢复，如果在这两个月之内恢复不到孕前水平，那么，产后的体形就固定下来了。因为骨盆左右着体形，产后美体主要就是骨盆恢复。所以产褥期的体形恢复，不是减肥，而是盆骨的恢复。如果在产后两个月内进行积极的、科学的产后美体锻炼，那么宽大的骨盆、分离的耻骨联合都是可以缩复回去的，像子宫一样，恢复到孕前的水平。

骨盆的恢复、耻骨联合分离，在产后6周内矫正比较简单。比如针对耻骨联合分离问题，产妇可以侧卧在硬板床上，如果是左侧卧，请将左手手心向下，放到胯骨之下，然后头脚抬起，全身重量通过胯骨这一个支点，压到手上，而这样一个简单的动作，就可以有效矫正骨盆的左右宽度，也就是使耻骨联合分离的宽度减少，每次3分钟，每天2~3次，经2~3周耻骨联合的分离就可以恢复到孕前状态。此外，打秋千也可以让骨盆高度恢复到孕前水平，收腹带可以让骨盆的前后径和周长恢复到孕前水平。注意，这些都要在产褥期内做效果才事半功倍。（详见本书最后一章《保健操，产后依然要美丽》）

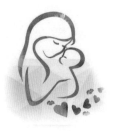

产褥期家人须知

1. 关怀妈妈的身体恢复和情感需求

家人要关怀妈妈的身体恢复，配合社区医疗机构，满月后及时送妈妈去体检，不要留身体遗患。妈妈和宝宝同样重要，妈妈有身体和情感关怀需求，要关注其情绪变化，及时予以宽慰和关心。

2. 发挥月嫂的作用

月嫂可帮助新妈妈调理、恢复身体；月嫂与新妈妈的沟通，既可以教给她照顾自己和孩子的技能，又能缓解单调漫长的月子生活，保证新妈妈产褥期良好健康的情绪。

3. 爸爸的角色很重要

（1）不要吝啬你爱的表达。出产房第一时间要有语言关心，诸如：老婆你很勇敢，我爱你！老婆，我们有宝宝了，你太棒了！

（2）宝宝出生了，不要时刻围绕着宝宝转，要让爱人感觉到你没有因为宝贝出生而忽略她，时常出现在她眼前，握着她的手，没人在时亲吻她，抚摸她，让她感受到你的爱。这比什么都重要！

（3）当老婆和父母发生不愉快时，你要当面打圆场，背后两边劝，千万不要当场站队，那样你就会双方不讨好。

（4）月子期间，要多呵护宝宝妈妈，毕竟她刚刚经历了一场人生的重大挑战。帮她摆平伤害和不利于她的一切事件，包括父母亲人的不经心。

（5）月子里，宝宝或者新妈妈生病，第一时间都要安慰新妈妈、照顾宝宝，千万不要抱怨新妈妈，她比你更不愿意这种事情发生。

（6）妈妈还是新手，一定要多鼓励她，不要指责她。你的鼓励会让她做得更好。

（7）对于未来的生活，你这个家庭擎天柱，要给她坚定的信心，让她坚信，有了宝宝，你会更加充满干劲，让她和宝宝衣食无忧，勇敢面对将来的生活。即便目前处境堪忧，也要有计划，不让她担心未来。

（8）对于她忧心的身材恢复问题，你要积极回应，鼓励她、支持她，并给她提出有效的意见，让她知道你在乎她，关注她提出的任何问题。

（9）不要和她"讲理"，家不是"讲理"的地方，月子里的家，更不用"讲理"，你只需要——爱她、关心她！

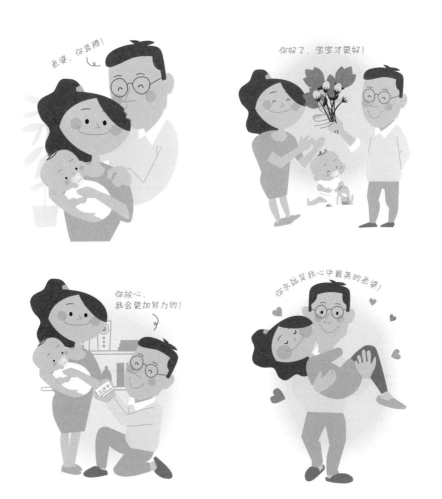

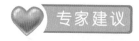

产褥期母体的变化包括全身各个系统，以生殖系统最为显著。乳腺在产后开始泌乳，维持乳汁分泌的重要条件就是吸吮和不断排空乳房。产后24小时内体温可略升高，1周内伴有褥汗，10日内子宫降入骨盆腔内。产后恶露的颜色及内容物随时间推移而变化，一般持续4~6周。

 我的记事

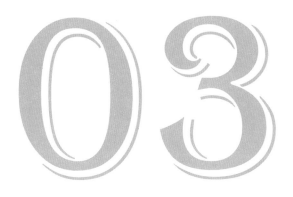

03

医院初生后，别紧张

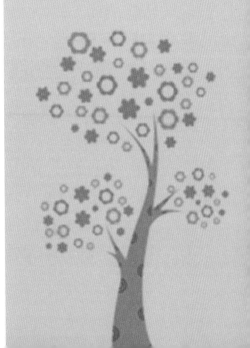

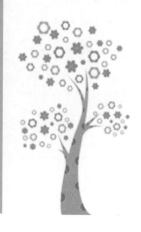

月子里的定海神针

夜里11点，周兰琴大姐正想熄灯睡觉，接到电话，客户唐珍珍提前20天生了。一家人在医院搞不定，急得团团转，希望周大姐能提前去上班。

珍珍顺产，男孩，7斤重，产后浑身痛，也没有什么大事情发生。就是一个软绵绵的小奶娃需要照顾，一个带伤的妈妈躺在床上需要伺候，珍珍爸妈没料到她这么早生，还在老家没来，公公、婆婆面对医生护士的叮咛嘱咐很紧张，对医院环境他们都不熟悉，新的物品名称也几乎没听说过，更不会使用，去买又怕买错。珍珍老公就更不消说，懵了！

周大姐去了一看，没什么大情况，就是大人们太紧张。于是告诉他们，珍珍浑身痛是因为生产的时候全身用力累的，是肌肉酸痛，自己会帮她按摩放松，过几天就好了；此外侧切的刀口也会疼，需要恢复，不用过于担心。

珍珍婆婆拿出个奶瓶，说是给孩子喂水的，但是医生说太大了，让换小的。周大姐一看，果然是个大奶瓶，周大姐想起来了，之前在电话里跟珍珍沟通过，产前准备一个大的、一个小的奶瓶，就问，珍珍的待产包带来了吗？婆婆赶紧找出待产包，小奶瓶在里面躺着呢，婆婆太紧张，没看仔细，不清楚珍珍准备的东西。周大姐告诉他们，珍珍还没下奶前，宝宝要是饿了渴了，得先让他吸吮珍珍的乳头每侧5~10分钟，然后再用小奶瓶喂不超过10毫升水就可以了。

解释完婆婆的问题，周大姐有条不紊地忙碌起来。周大姐麻利地看了看孩子，问昨天吸过妈妈奶了吗？吸过！吸了多长时间？珍珍说可能

10分钟吧。周大姐说，每两个小时就让宝宝吸一次，每次每侧吸5分钟就行。周大姐说，让孩子吸吮，有利于子宫收缩排出恶露，也刺激大脑的泌乳反射促进早日开奶，最重要的还是刺激和养成宝宝的吸吮动作，以后不会有乳头错觉，即使宝宝吸过奶瓶也会认得妈妈奶头，当然，让宝宝吸吮还可以疏通乳腺，减轻开奶前涨奶的状况。所以，珍珍要有思想准备，身子疼，伤口也痛，但是宝宝的喂养现在就开始了，慢慢适应就好了。

说完这些，周大姐小心地掀起被子，看珍珍需要换恶露垫了，于是让珍珍先将身体往右侧，因为顺产侧切伤口在会阴左边；扶着珍珍右侧躺好，周大姐将珍珍下身的脏垫子卷到身下，这样可以避免弄脏衣被，然后将干净的产褥垫铺上，再扶着珍珍躺回一些，趁身子放松的时候抽出脏的产褥垫，最后把干净的产褥垫整理铺平。

换好产褥垫，周大姐让珍珍保持右侧躺，以防压到会阴左侧的伤口，也可以避免恶露出来浸湿伤口，伤口保持干燥才能恢复得快。这时珍珍感觉肚子里面有东西在抽动，周大姐说，那是宫缩，宫缩得好，恶露就排得干净，这个时期的恶露有血块出来，往后血块会慢慢减少，颜色也会变淡。说着话，周大姐又打了一盆温水，找出待产包里的毛巾，替珍珍擦洗了

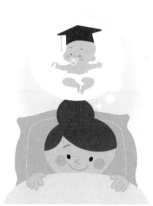

生完有个"兴奋期"，简直睡不着。

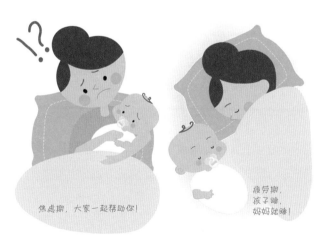

焦虑期，大家一起帮助你！

疲劳期，孩子睡，妈妈就睡！

大腿上蹭上的血迹。

忙完这些，宝宝该吸奶了。虽说宝宝之前已经吸过奶，周大姐还是先仔细观察和摸了摸珍珍的乳房，幸运，乳房健康。周大姐说，吸奶前先清洁乳房软化乳头，这样既卫生又有利于宝宝吸含乳头。周大姐打来一盆温水，浸湿了毛巾，先用湿毛巾热敷乳房，看珍珍待产包里毛巾有很多，周大姐就两条毛巾左右开弓，同时热敷，一边敷一边告诉珍珍，乳房脏了可以用弱碱肥皂清洗周围，但不要用肥皂清洗乳头，因为肥皂容易带走保护乳头的油脂；可以用植物油涂抹软化上边的痂皮，用棉棒去掉痂皮污垢后用清水洗干净就可以喂奶了。热敷一下，可以促进乳房血液循环，保持乳腺管通畅以早日下奶，而且敷过、清洗过的乳头会变软，宝宝才容易含住和吸吮。

护理好乳房，该宝宝上阵了。周大姐摇高床头让珍珍坐起来喂宝宝。周大姐有个著名的"喂奶三贴法"，即宝宝和妈妈"胸贴胸、腹贴腹、下颌贴乳房"，照此做好后乳头差不多就对着宝宝的嘴巴了，周大姐教珍珍食指和中指做剪刀状夹住乳房，用乳头逗弄宝宝的嘴巴两下，宝宝自己就张嘴跟着找乳头了，等宝宝张开嘴巴，顺势将整个乳晕一起送到宝宝口中让宝宝吸吮。珍珍自己试着操作，第一次没成功，宝宝只含住了乳头，周大姐说，这个时候不要硬拽出乳头来，而是用食指轻轻按压宝宝下颌，空气进入宝宝口腔，宝宝就会松口，再将乳头轻柔移出，这样才不会拽伤乳头，引起乳头皲裂。第二次，珍珍成功了！

啊，原来喂奶还有这么多技巧啊！珍珍感叹。

周大姐说：不仅如此，还有好多细节呢，比如你现在吃什么，过两天吃什么，回家后吃什么，小便、大便怎么解决，下奶后要注意什么，起床要注意什么……这里面都有很多需要注意的地方，一定不要鲁莽乱来，有事一定要叫我。不过，有我在，你不用担心，一切都会好的！

不到半天时间，珍珍和老公已经脸露笑意非常放松，绝对信任周大姐了！

接下来，周大姐认认真真地列出珍珍最近三天的食谱，交给珍珍老公去办理，她自己，就坐镇医院看护珍珍和宝宝，公公、婆婆在家做饭，珍珍老公当司机来回跑，一切都有条不紊。

出院前，周大姐让珍珍老公带自己先回家看看珍珍坐月子的家，帮助整理，把需要的物品找齐，摆放在顺手的位置，再回医院接珍珍。周大姐说话轻言细语，可是，全家人都依赖和信任她，什么都问她，听她的。

周大姐面对信任她的珍珍和老公，提出了新的要求：月嫂虽能解决问题，但她早晚要离开，最终还要靠小两口自己来养育孩子，月子里，她会把许多护理和喂养经验毫无保留地教给他们，希望他们好好学习，等到月嫂一走，不至于又手足无措。

对于一个面对新生命来临手忙脚乱的家庭来说，一个好月嫂，真的就是定海神针！

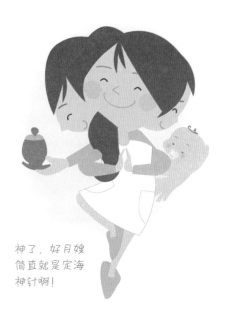

神了，好月嫂简直就是定海神针啊！

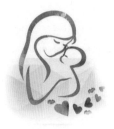

产后护理关注点

在医院生产后，妈妈和宝宝都由医生、护士护理，家人或者月嫂从旁协助。医生、护士只关注大事，如宝宝洗澡、生理体征检测以及妈妈的恶露、输液、子宫收缩等观察检查，医生、护士不可能随时守候，家人和月嫂要注意以下常规护理：

1. 身体清洁

及时更换产褥垫，清洗下身。顺产产妇进病房后要立即替她清洁外阴和大腿，每两小时左右更换一次产褥垫。产后多汗，要用干毛巾擦，禁止用湿毛巾擦。

2. 小便

顺产产妇应于产后两小时开始解小便，由于会阴伤口疼痛及生产时膀胱和尿道受损及压迫，可能在产后有解小便解不干净的感觉，如果没有尿意就打开水龙头，听着哗哗的流水声，可帮助小便；用温水冲洗会阴也可产生尿意，或用盆接热水熏蒸以产生尿意；此外，心情放松才容易产生尿意。若解小便不通畅，小心尿潴留，要及时通知医生。

剖腹产产妇在医生拔除导尿管后要及时起床排尿。插导尿管期间，家人或月嫂每两小时关掉导尿开关一次，让产妇膀胱充盈，恢复膀胱肌肉弹性，避免尿潴留。

3. 大便

顺产产后由于腹压消失、饮食中缺少纤维素、产妇卧床等原因都可造成肠蠕动减弱，排空时间延长，会阴切口的疼痛使得产妇不愿意作排便的动作，产褥期出汗又多，以上原因均易导致便秘。故产妇在产褥初期应以易消化的半流质食物为主，往后要特别注意多吃含纤维素多的新鲜水果和蔬菜，适当下床活动，并养成每日按时排便的良好习惯。必要时可以食用蜂蜜、香蕉等，以促进肠蠕动；也可以使用开塞露，以缓解大便干结。初次大便时建议使用开塞露，以防用力排便造成侧切伤口撕裂。

剖腹产产妇六小时内禁食，六小时后可食用流质食物，最好喝小米汤，不建议喝油腻汤水。排气（指术后放屁）后可食用半流质食物，如鸡蛋羹、稀饭等。拔除导尿管后及时下床排便。

4. 母乳喂养

无论是顺产还是剖腹产，在母乳喂养上都要遵循"早接触、早吸吮、早开奶"的"三早原则"。

顺产产妇要尽早（进病房时即可）让宝宝吸吮母乳，以促进开奶，并且保证每2~3小时吸一次，每次吸吮一侧乳房5~10分钟，促进乳腺疏通，刺激大脑泌乳反射促进下奶；此外，婴儿吸吮动作还可促进产妇子宫收缩排出恶露，亦能培养宝宝的乳头感觉，避免乳头错觉。

剖腹产产妇从产房转进病房半小时内，即可让宝宝吸吮乳房。

5. 活动

产妇第一次下床，可能因姿势性低血压、贫血或空腹造成血糖下降而头晕，宜有家属或护理人员协助及陪伴。下床动作要慢，最好先摇起床头坐起来，再挪坐于床缘，待头不晕了再下床。站起后宜腿靠床边先站一会儿再挪步。下床活动可以帮助肠蠕动、减轻腹胀及预防血管栓塞，下床时，可以使用腹带或用手托住伤口，同时脚下踩个小凳子，以减轻伤口疼痛。

6. 情绪调整

大多数产妇是初次生宝宝，没有经验，往往会因为对宝宝不了解而产生自己没用的感觉，如喂奶、换尿片等，如缺少安慰、帮助，容易引起紧张，感到孤立无援，如果再加上睡眠不足，就会影响产妇产后的情绪，严重的会在产褥期内出现抑郁症状。所以，从产妇自产房出来开始，就要关注她的情绪，多给予鼓励和安慰，不要让她觉得大家只关心宝宝不关心她。

7. 按摩

顺产产妇因为生产时浑身用力会导致肌肉酸痛，可做四肢放松按摩，促进恢复体力。

剖腹产产妇因为术后麻药影响知觉，可按摩下肢促进知觉恢复。输液时不能活动，容易导致静脉血栓，输液结束后也可做四肢按摩，以促进血液循环，预防静脉血栓。

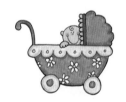

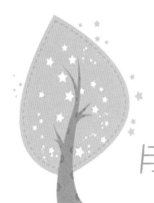

月子里出了个 "女神经"

月嫂段美大姐说，她护理过一个产妇，叫莉莉，性格开朗活泼。可是生完孩子后，整个月子里简直不能控制自己的情绪，开心时笑得哈哈哈，伤心时哭得稀里哗啦。

莉莉23岁，自己本身还像个孩子似的。父母、公婆都年轻，家境也好。她生孩子，就成了"国宝"，全家人都围着她转。

还没到预产期，婆婆就叫儿子不要上班了，在家守着莉莉。每天把段大姐给的产前物品准备表看了又看，唯恐落下了哪样。

生孩子时，全家老小都到医院来了。妈妈和老公全程陪产，拍照摄像，热闹得很。

生完孩子，在产床上疼得哭天喊地的莉莉立马换了个人，像没事儿人一样，坐在床上给死党闺蜜一个个打电话，汇报自己的"丰功伟绩"。妈妈一个劲叫着"宝贝儿，你休息会儿"，不管用。最后没收了她的手机，强迫她休息，她躺在床上瞪着大眼睛，一会儿发呆，一会儿发笑。像傻了一样，一直很兴奋。

唯有一件事让她皱眉头——害怕给孩子喂奶，说是疼。孩子一碰到乳头她就本能地往后缩。孩子没含住乳晕，段大姐要帮她，她还不好意思，不让碰。简直就是小孩子脾气啊。

第三天，倒是很争气地下奶了，但乳头也破了。

每次一喂奶，莉莉就哭。像个孩子似的哭诉："你怎么这样啊，你就知道自己吃，不知道人家有多疼！"

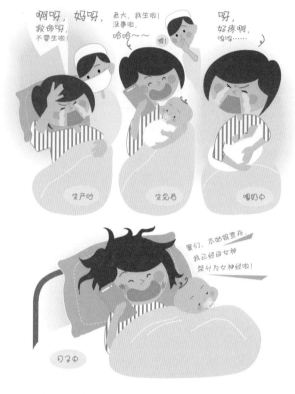

因为兴奋过度睡不好，加上不停地喂奶，莉莉整个人显得极度疲倦，每次喂奶都喂得自己睡着了。段大姐每次都得在旁边看着她，唯恐她睡着了压着孩子。而莉莉一到晚上根本睁不开眼睛，拒绝给宝宝喂奶，无奈之下家人给宝宝加了奶粉。可是莉莉又因为夜里涨奶而得了乳腺炎，还发低烧。

好在这些都是月子里常见的事情，段大姐能应付自如。但对莉莉来说，月子就真像噩梦一样。即便所有家务活、孩子护理都有家人和段大姐帮忙，她还是累得不轻，哭了好几场！她一哭，全家人都紧张，乖乖啊，月子里不能哭啊！大家都谨小慎微地想着法子帮她减轻负担，逗她开心。心情好身体好时，又没心没肺地笑得嘎嘎的。

段大姐听到她在跟闺蜜打电话，说："本姑娘已经荣幸地由女神荣升为——女神经了！嘎嘎嘎嘎！"

呵呵，段大姐偷偷笑了。可不是嘛，刚生完孩子的女人，身体激素失衡，情绪不稳定，事情又多，可不是容易变成"女神经"吗。这都是正常的，只要了解了她们产褥期的心理变化特征，有针对性地护理，可以帮助她们由"女神经"变回一个正常人。

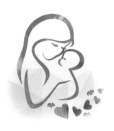

"阳光大姐" 产褥四期护理法

　　"阳光大姐" 的月嫂们，总结了诸多案例，发现新妈妈在孩子出生后的一个月内，大约要经历四个心理阶段：兴奋期、焦虑期、疲劳期和依恋期。了解了产妇产褥期的不同阶段特点，家人就不至于盲目紧张，可以有针对性地进行护理，有效呵护产妇的身体和心理健康。

　　1. 兴奋期：约产后一周

　　`主要表现`：产后兴奋睡不着，打电话、发短信报喜、聊天，一个人胡思乱想。

　　`原因`：产后体内激素急剧变化，加之刚生产完心里感受多，生理和心理上都可引起新妈妈过度兴奋。

　　`应对方法`：

　　① 生产时体力消耗大，说话过多容易肚子胀气，要及时缓解其兴奋度，提醒她多休息、少说话，睡不着可以闭目养神，还要减

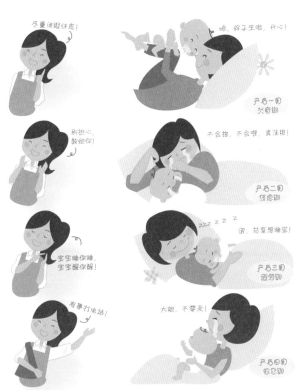

少亲戚朋友探视。

②产后三天后可喝公鸡汤，以加速调整和改善体内激素状况。

2.焦虑期：约产后第二周，多有提前

主要表现：担忧、手足无措、没主见、哭泣、害怕

原因：兴奋过后，接踵而来的是开奶、喂奶、涨奶、自身伤口疼痛等，开始担心没奶，担心自己身体有毛病，孩子有个风吹草动就更担心，害怕自己养不好孩子，亲戚朋友给出各种意见，新妈妈觉得都有道理，不知听谁的，最后产生焦虑，严重者还会导致产后抑郁。

应对方法：

①家人要配合医院，及时解决遇到的问题，护理好孩子，帮助其减轻身体不适状况。

②给予言语宽慰，多加鼓励，使新妈妈建立自信，减少她的担心和忧虑。

③科学安排饮食，加强营养，但不要吃太多大补食物，加些有助于减轻焦虑情绪的食物如粗粮、新鲜蔬果、海产品、蘑菇及动物肝脏等。

推荐菜谱：小炒虾仁、香菇豆腐、冬笋肝尖。

3.疲劳期：约产后第三周

主要表现：累、困、烦、疲倦、情绪不稳，容易发火，睡觉睡到自然醒成了强烈愿望。

原因：身体尚未恢复元气，容易疲劳。月子里频繁喂奶，夜里不能好好睡觉，孩子哭闹、身体不适等，还要应对孩子出现的各种问题，都可能导致新妈妈困倦疲劳。这些会导致产后抑郁。疲劳期千万不能掉以轻心，新妈妈如果喂奶睡着了，轻则使婴儿窒息，重则压死婴儿，后果非常严重。

应对方法：

① 遵循"孩子睡，大人睡；孩子醒，大人醒"的原则作息。

② 注意喂奶方式，太过疲劳时不要躺着喂奶，选合适的沙发，后背加靠垫坐着喂，头靠着靠枕，身子后倾，避免打盹时压着孩子。一定要躺着喂奶的，旁边必须有人陪伴看护，谨防睡着了压着孩子。

③ 新妈妈情绪不稳时要抚慰、开导，更加精心地护理。

④ 饮食里适当添加大枣、当归、黄芪等补气血之物，以增强营养，恢复体力。

4. 依恋期：满月前一周

主要表现：面临满月，月嫂要走，很多事情将要自己面对，表现出不舍、担忧、焦虑、难过、着急等情绪。

原因：这一项主要针对跟月嫂相处好的妈妈。一个月的相处，月嫂的精心呵护、理解、劝慰都在生活和精神上给予了产妇很大的支持，导致产妇非常依赖月嫂，即使遇到过的问题，一旦再次遇到还是手足无措。月嫂要走，就仿佛抽走了产妇的主心骨。

应对方法：

① 月嫂手把手地教会新妈妈给宝宝喂奶、洗澡、抚触、换尿布、换衣服等日常护理技能。

② 鉴于好多新手父母太过于放手给月嫂，总是等到月嫂离开前几天才开始着急，这时学习已经来不及了，可以采取录像的方式，录下月嫂的护理过程，方便新爸妈日后学习使用。

③ 电话保持联系。

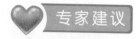 专家建议

　　产后两小时是产后严重并发症高发时期，应留在产房内严密观察。产褥期保健包括饮食起居、活动、避孕及产后检查，此外，也不可忽略对产妇情绪变化的关心。推荐母乳喂养，按需哺乳。产后还须注意房间内空气流通，预防产褥中暑。产褥期保健的目的是防止产后出血、感染等并发症发生，促进产后机体生理机能的恢复。

 我的记事

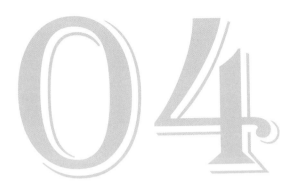

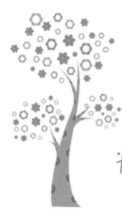

痛过后，我们从病房开始

当小妮在产床上挣扎时，段美大姐已经来到医院，开始了迎接小妮回病房的工作。

小妮的病房是个单间，有独立卫生间，坐式马桶。段大姐将之前叮嘱小妮准备的衣挂、大小毛巾挂到卫生间并把大小盆放好；将小妮带后跟的棉拖鞋在床前放好；将产后专用的产妇卫生纸放在待产包的最上面，刚生完，恶露量大，换得勤，小妮回病房就会用到；又去开水房打了两大瓶开水备用……

小妮，顺产，终于经历了那传说中的痛。

小妮事后给段大姐描述那种痛：起初只是隐隐作痛，有点像月经期间的

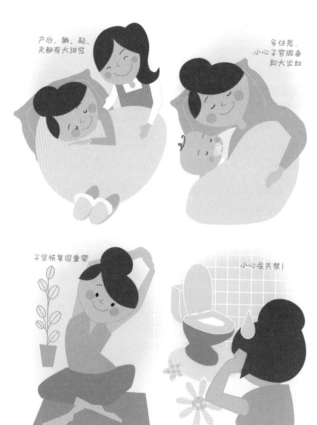

产后，躺、起、走都有大讲究

多休息，小心子宫脱垂和大出血

子宫恢复很重要

小心尿失禁！

那种微痛；宫口开两指进产房后，半夜痛醒，就简直不是人受的了；后来，阵痛中夹杂了拉粑粑的感觉，每次阵痛来时，感觉自己就像马上要淹死的人一样，拼命地口鼻一起大口呼气吸气，想叫救命都没工夫；后来剧痛引起全身肌肉不由自主地收缩，呼吸法根本不管用，变成了悲鸣和喊叫，身体都已经不受意志控制。而最后，孩子一滑出身体，所有的疼痛瞬间停止！所有的暴风骤雨瞬间停息！是从地狱到天堂的感觉！

小妮说，她这辈子体验过的人生最美的瞬间，就是生下孩子后的那一瞬，那种疼痛过后的舒畅、解脱、轻松，可以说，顺产的痛，真让她感觉，那是世间最美的痛啊！

痛过之后，小妮下身被产褥垫裹着回到了病房。

段大姐说，小妮，你真勇敢啊！从现在开始，把你交给我了。我知道你现在一定很疲惫，一会儿我给你清洗腿部、换卫生纸的时候，你闭着眼睛休息就行。然后，帮你清洗乳房，给宝宝喂奶，两小时后，我会协助你起床小便。现在，你先闭眼休息。

小妮乖乖地闭上眼睛，真的什么也不想了。

段大姐说，顺产后第一天，是恶露最多的时候，此时，除非上厕所，医生都会建议不要给产妇穿内裤、裤子，一定要让伤口敞着，也不要用卫生巾，直接在身子底下垫产褥垫和卫生纸，尽量保持会阴部及伤口自然透气；如果没有侧切伤口，可以清洗外阴穿上内裤垫上卫生巾，而有些产妇即使没有侧切有撕裂的也最好尽量敞着。

这样一来，产妇的身体就很容易蹭上血迹，加上恶露量大，护理时一定要随时查看、随时清理血迹和更换卫生纸。所以，段大姐迎接小妮的第一件事就是清洗小妮腿部、臀部等部位的血迹。

小妮闭着眼，但是并没有睡着。她叫段大姐陪她说说话。

段大姐说，好吧，我现在要让你往右侧躺着睡，知道为什么吗？因为你顺产，会阴部的伤口在左侧，往右侧躺就不会挤压伤口了。一会儿给宝宝喂奶、我给你换垫子的时候都要注意不要挤压伤口。现在，我先

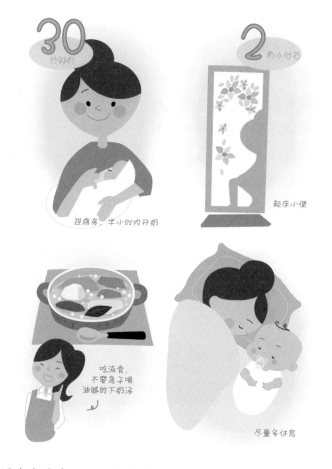

替你查看一下乳房，如果没问题就可以马上开奶了。一会儿我给你做乳房护理、辅助宝宝吸奶的时候，你会明显地感觉到下身的血汩汩地流，因为刺激乳房会引起宫缩，可能会有点儿疼，但是可以忍受，而且刺激得越好，宫缩越好，你的子宫才会恢复得更好。小妮闭眼"嗯"表示认可。

段大姐备了温水和毛巾，让小妮平躺着，先查看小妮的乳房，除了乳头稍微偏小外其他都正常，不过不碍事。于是热敷乳房。段大姐很细心，总是做一边乳房时盖好另一侧乳房，被子盖胸部以下；敷完以后，段大姐用她独特的"颠乳法"、"抖乳法"（详见本书《我的乳房谁做主》章节）给小妮做了开奶按摩，趁着乳房还温软，抱宝宝来吸了第一次奶。

段大姐扶小妮侧躺着喂奶，先侧向右，在身子背后替她垫上个大枕头，背靠着，就没那么累了；宝宝吸奶时，小妮感觉肚子有点儿抽痛，下身血出得多了；右侧吸完换左侧，为了避免右腿侧压会阴左边的侧切伤口，段大姐又在小妮两腿之间夹上靠垫，这样就不会挤压到伤口了。段大姐说，每次每侧乳房吸5~10分钟就行。足足让宝宝吸了20分钟，宝宝累，小妮也累。

趁小妮休息，段大姐又检查了小妮身下的卫生纸，刚才翻身侧躺时让她将卫生纸夹在两腿间，还好，没有弄脏多少。

小妮小睡了一会儿起来，觉得肚子饿了。段大姐给她喝了些小米汤，告诉她现在还不宜大量进食，要慢慢从流食过渡到半流食再到固体食物，明天可以吃点鸡蛋羹了。顺产之后的三天处于开奶期，要吃清淡些，不然容易导致涨奶。

喝了小米汤，小妮该小便了。段大姐告诉她，起床可不是件容易的事，一定要小心，因为在产床上折腾了一晚上，又没怎么吃东西，起床猛了很容易晕倒。

于是，段大姐先摇高了床头让小妮半坐起来，先将小妮双腿挪到床边，在床边放个小凳子搭脚，让她先歇会，然后段大姐自己双手支撑在床沿上，让小妮搂着自己脖子站起来，站起来后又先在床边站会儿，在不晕的情况下，让她在床边试走两步，也不晕，这才慢慢扶着小妮去卫生间。

到了马桶前，段大姐让小妮先收缩起会阴和臀部肌肉，然后慢慢坐下，用右边臀部受力，避免碰到伤口，坐稳了才放松肌肉，小妮坐上去就尿了，很顺利。段大姐对小妮说，你幸运，有许多新妈妈一时半会儿尿不出来的，就得打开水龙头听水声；听也不管用的，就得用热水熏蒸甚至按摩。

返回床上休息时，段大姐看小妮没有睡意，就跟她讲：你从现在开始一定要抓紧一切时间休息，现在可能还有些兴奋，接着就会疲惫。孩子两小时左右就要吸一次奶，每次就要花掉20分钟时间，本来生完宝宝后身体就有个大调整，会出很多汗，人很虚弱，加上宫缩疼、伤口疼、可能还有肌肉疼，下奶后还会有不同程度的涨奶现象，会有很多种不适应。不过有大家陪着你，我会尽我最大能力帮你分担、减轻你的痛苦，你的任务就是抓紧时间休息！

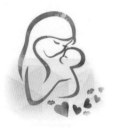

分娩过程中的注意事项

1. 分娩过程中吃什么

可以选择宫缩间隙比较长的时候，正常进食；宫缩时间间隔很短，并且宫缩强度已经大到疼得忍不住的时候，只能在两次阵痛的空隙进食。疼痛密集后，可以在阵痛的间隙少量进食，但是在助产士或医生操作的时候不宜进食。最后关头，孩子开始出来时，通常不会让妈妈吃任何东西。可吃的东西有：

（1）甜的高热量食物：巧克力、蛋糕、甜味的孕妇奶粉等高热量的食物都能为体力消耗提供充足的能量补充。这些食物含糖量较高，可以较快地供能，为产妇加油。

（2）粥、米汤、小馒头、面包片等易消化吸收的食物，由于吃起来比较方便，如果有食欲的话，在阵痛的间隙也可以适量地吃一点，以相对持续地提供能量。（不要吃煮鸡蛋或较硬的馒头、窝头等容易哽噎的食物。）

（3）可以喝点氨基酸饮料或参汤之类，有一定的提神助力的作用，能够为经过较长时间挣扎后筋疲力尽的产妇提供即时的能量补充。一般能在20分钟到半小时左右显现效果。

2. 分娩过程中有哪些禁忌

（1）不要高声喊叫，声音低一点是可以的。发出声音本身没有什么不好的，但是如果持续地高声喊叫，就会打乱缓解阵痛的呼吸节奏。不要从一开始就"过分关注"阵痛。疼痛开始后会持续很长时间，所以注意力不要从一开始就过分集中，不要详细地记录什么，这会让你感觉紧张、疲劳，而这些首先会影响到交感神经，阵痛就更难度过。

（2）不要闭眼睛。如果闭起眼睛能够让自己听到身体内部的声音、更集中注意力分娩的话就可以这么做。可如果闭上眼睛让你感到头晕的话，那么还是睁开眼睛为好。

（3）阵痛没来的时候不要用力。要配合阵痛的波动用力。反复地用力只会消耗自己的体力，所以要注意阵痛一结束就立刻松口气，让全身放松。髋关节太硬的话可能会很痛苦。要听从助产士的口令，让用劲时就用劲憋足气；让大口喘气时就大口喘气；让休息时就抓紧时间休息。

（4）阵痛来临的时候不要过分用力。如果肩膀等部位过分用力，体力消耗会很快，特别是过分用力收紧臀部很可能把正在下降的胎儿再挤回去，所以阵痛时不要过分用力，阵痛过去时赶快让自己松口气，释放一下紧绷着的身体。

（5）分娩时应向下半身用力，这时能感受到腹部的压力，让自己有一种把胎儿挤出去的意识。脸、眼睛等部位不要用力，身体不要向后倾斜，否则会改变产道的弯曲角度，让胎儿更难通过。

（6）不要让身体向后仰，不要扭动身体。后仰只会加剧宫缩痛。要克服宫缩痛，蜷起身体来会更轻松。体力允许的情况下，可以采用纠正胎位不正的胸膝卧位，趴在地板或是床上，胸部和膝盖着地，臀部翘起，重力就会向相反的方向起作用，疼痛就会减轻。

（7）不要憋气。憋气时身体会不自觉地用力，这样会增强产痛的感觉，有时甚至会出现头晕的现象。为了能够正常地向胎儿源源不断地输送养分，切记不要憋气。

（8）不要采用容易排便的姿势。产痛增强后尽量不要采取蹲厕所的姿势，也不要坐在椅子上，因为这种姿势在重力作用下，会使要排便的感觉有增无减。

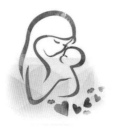

顺产后的常规护理

1. 注意事项

产妇从产房出来后，月嫂和家人可用温水替她清洗干净腿部、臀部等处的血迹。在医院期间，护士一般会帮助清理会阴，也会对侧切伤口进行清洗和消毒。

产后第一天，医院一般建议产妇先不要穿内裤，以便于随时检查观察恶露、护理侧切伤口。但如果要起床排便的话，最好穿有松紧带的孕妇裤。为了避免血迹污染裤子，可以将卫生纸临时垫在下身，两头用裤腰压住。（没有侧切的产妇，如果没有撕裂和缝合，可以直接穿上裤子，垫上卫生巾，有撕裂缝合的同侧切产妇）

到第三天左右，恶露渐渐减少，伤口恢复得差不多了，加上喂奶等活动量加大，就可以穿上内裤使用卫生巾了。

2. 坐卧姿势

建议产妇往右侧躺，以免挤压会阴侧切伤口，侧切伤口一般都在会阴左边。产妇喂奶和更换裤垫时，也尽量让新妈妈采用右侧躺的姿势。

3. 翻身

顺产产妇翻身，可先将右腿弯曲，用右脚和右肩膀支撑，用力将身体慢慢挪至床边，然后轻轻侧转。翻身困难时家人和月嫂稍微帮产妇用力，避免用力过猛或用力不均、翻身不成功拉扯到伤口。

4. 开奶

产妇稍作休息，即可开奶。现在提倡"早接触、早吸吮、早开奶"，宝宝刚刚离开母体，越早接触母亲的身体越有安全感；而早吸吮则既有利于产妇子宫收缩排出恶露，又可刺激产妇大脑泌乳反射促进泌乳；及早泌乳宝宝及早有奶吃，又可以避免宝宝因饥饿出现低血糖等情况。所以，产妇进病房半小时内即可进行第一次母乳喂哺。

开奶前，要先查看乳房是否健康，先看后摸，看乳头是否正常，摸乳房是否有异常硬块；然后用温水清洗乳房、软化乳头；最后让产妇侧躺喂奶，每次每侧5~10分钟。（详见本书《怎么开奶，谁说了算》《我的乳房谁做主》等章节）

侧躺喂奶时可以在产妇着床一侧的身子边垫些被子、枕头等物品，避免侧躺劳累。有侧切伤口往左侧躺时，可以在产妇的两腿间夹个枕头或者垫子，避免挤压左边会阴的伤口。

5. 起卧

起床要当心体位性低血压、贫血、低血糖引起的头晕，一定要慢慢起，预防晕倒受伤。

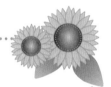

"阳光大姐"起床法

先摇高床头，让产妇坐起来，产妇用手支撑身体，挪动双腿至床边，放双脚于床边，在床边小坐一会（预防久卧后起来晕倒），脚下可放一小凳子。如产妇有头晕的感觉，赶紧再躺下；如果不晕，则月嫂把双手放到产妇床上，产妇双手搂住月嫂的颈部，借力站起来。待产妇站起来后，先靠着床边站立一会儿，如无头晕现象，深呼吸，在床边试走两步，试走时不要离床太远，最多离床10厘米距离，以防不舒服时可以往床上靠；试走两步如果头不晕，方可继续往前走。每走一步，产妇先弓起腰，深呼吸减少伤口疼痛，再以拖步方式前行，慢慢挪动去卫生间。

如果产妇体质较弱，起床有头晕现象，则要循序渐进，第一次起床，下床站立2~3分钟即可，不可时间过长；半小时后再试着起床、下床，这次可以站立5~10分钟左右，回床；再过半小时，第三次下床，如果已经没有头晕症状，方可到卫生间去。

6. 更换产褥垫和卫生纸

随时检查，如果产妇恶露量大，要及时更换产褥垫和卫生纸。

产褥垫更换方法

先将产妇身体侧向一边（顺产往右侧），将下身用过的脏的产褥垫卷到身下，以免污染衣被，再将干净的产褥垫铺上，然后将产妇身体翻向另一侧，把脏产褥垫取出，换上干净的产褥垫即可。产褥垫是为保护床单的，上边垫有卫生纸，所以不必经常更换，根据恶露量和污染程度决定。

卫生纸的使用和更换

为了减少产褥垫频繁更换，可将卫生纸铺成方形，将整个臀部垫住，方形卫生纸上再叠厚厚的长条形卫生纸垫在产妇身下，起床时或者翻身时可以将其轻夹在腿间，避免行动时污染身体、衣物。

7. 进食

普通、清淡的流食或半流食皆可，如小米粥、面条、鸡蛋羹等。不要急于吃油腻的补品。

8. 注意观察恶露

前几日均为深红色带血块的恶露，一旦出现鲜红且无血块的血，应立即通知医生，谨防产后大出血。（详见本章"恶露观察及护理"部分）

9. 多喝水，早排尿，勤排尿

产妇进病房两小时后，须在协助下小便。身体虚弱的产妇，可在协助下用尿盆在床上小便，床上小便宜采取跪姿，以防子宫脱垂；身体好的产妇，可慢慢起床，由月嫂或家人扶至卫生间。

有无尿意都要尿，谨防产程中压迫尿道时间长导致膀胱肌麻痹不能产生尿意。

另外，一般第二天即要注意产妇排便，有侧切伤口的要用开塞露协助排便。会阴侧切伤口可用芒硝袋吸湿、消肿。

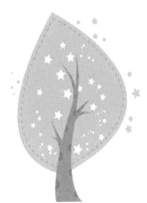

产后第二天，子宫脱垂

小莉生产很顺利，八斤重的胖小子呢。

生完后就跟没事儿人一样，很是兴奋。不到两小时就从床上爬起来，跑隔壁病房看别的新妈妈去了。

隔壁妈妈还没生，心里正忐忑不安，拽着小莉让她讲讲进产房生产是怎么回事。小莉生完宝宝后一腔激动沸腾的热血正没处安放，滔滔不绝、绘声绘色地讲起来，又是感慨又是描述，很是生动，把隔壁病房孕妇听得两眼发直。

周兰琴大姐催了好几次，最后还是让她亲娘去把她给拽了回来。

回到病房小莉也不安生啊，摸摸宝宝，自言自语，躺回床上休息，也睡不着，又拿起手机发短信、打电话。

中午好不容易安顿她眯了一会儿，一有动静就醒了。死活躺不住，要起来。还说医生说的，要多活动，这样有利于恢复，还可以避免便秘。周大姐要扶她都不让。走廊上见人就打招呼，能聊的都得聊上几句，看别人的宝宝，看别的新妈妈，那个新鲜好奇劲儿，好像永远也过不去。

大家见她精神好，也都挺高兴，还夸她不娇气。小莉也觉得，原来把生孩子这事想得太可怕了，生产确实痛，但是生完后就真的解放了，顺产原来这么好。

结果，高兴得太早了。

第二天小莉早上起来尿尿后，觉得下体不适。周大姐一看，不好，像是子宫脱垂，赶紧叫医生。

主治医生看后，立马吩咐垫高屁股，敞着，消毒，再不准乱动，让脱垂出体外的子宫颈先试着自行缩回去，如果不能自行回缩，再人工处理。

原来，医生说的产后多活动是有限度的，初产妇都要多卧床休息。小莉这种情况，顺产了一个八斤重的胖小子，产道松弛，子宫尚未恢复，急于走动并且走动过度了，在小便时子宫会随着小便时的用力一起给"拉"出来，造成了子宫脱垂。

这就是为什么有的医院要求产妇第一次排尿在床上解决的原因。不让产妇坐起来，而是让她下肢跪在床上，身下放尿盆，尿在尿盆里，这样可以防止子宫脱垂。而有的产妇因为不好意思在床上小便，就憋着，最后憋出尿潴留来。这些都是产后初期一定要注意的事。

如果产妇身体允许，起床小便也没问题，但一定要有人从旁协助，还应讲究方法。

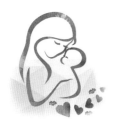

子宫脱垂的原因及护理

1. 子宫脱垂的主要原因

（1）急产，即从规律宫缩至胎儿娩出不到3小时。由于盆底组织和阴道肌肉还没有来得及逐渐扩张，就被突然而来的胎头压迫并撕裂，又没有及时修补，致分娩后盆底支持组织未能恢复正常。

（2）滞产，由于胎儿的头对阴道及盆底组织的压迫时间过久，使组织缺血受损，失去了盆底组织的支持，就会造成子宫脱垂。

（3）造成产妇产后子宫脱垂的原因还有产后便秘、产后咳嗽、持续下蹲以及产后下床运动过早、运动量过大致使腹压增加，引起子宫脱垂。

2. 子宫脱垂的症状

如果出现子宫脱垂现象，患者会感到下腹、外阴及阴道有坠胀感，并伴有腰酸背痛，久立或活动时这种感觉更加严重；若病情继续加重，严重者可影响行动。如果子宫脱垂的同时，还伴有膀胱膨胀现象，往往会有尿频、排尿困难或尿失禁等情况。若子宫脱垂兼有直肠膨出，还可能造成大便困难。

3. 子宫脱垂护理

（1）如果属于早期脱垂或症状较轻者，可取平卧位垫高臀部或稍坐一会儿，即可使会阴部恢复常态。

（2）配合医生使用子宫收缩剂，产后按摩子宫促进子宫收缩。

（3）子宫收缩剂停用后，可服用生化汤调理，活血化瘀促进恶露排出，促进子宫内膜去陈布新。生化汤服用不要超过两周，一般7~10天即可，否则会影响新的子宫内膜的生成。

（4）缩肛运动，每次10~15分钟，每天两次。

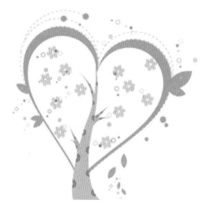

顺产十二天，
子宫大出血了

艾文，32岁，顺产，三天后就回家了。身体恢复得很好，孩子也没问题。才第七天，她告诉周兰琴大姐，身上恶露都干净了，清清爽爽的。

按照济南的老规矩，月子坐满十二天就是个小满月了。亲戚朋友都大包小包地看孩子赶小满月来了。客人来了，艾文除了间歇回床上躺会儿，几乎没好好休息过。虽然长辈都说，别出来了，坐月子呢，赶紧回床上躺着。但艾文总觉得这样不好，不礼貌，就这么进进出出坚持了一天。

第二天凌晨5点，周大姐就接到艾文电话，已干净的恶露又来了。

因为之前周大姐提醒过艾文，恶露干净得太早也要注意观察，一旦没了再回来，一定要严重关注。所以艾文上厕所发现这事，马上就给周大姐打了电话。根据艾文描述，恶露颜色不是深红的而是鲜红的，没有血块夹杂。

怕是子宫大出血啊！赶紧去医院，一点儿也不能耽误！果然，一路上，艾文垫的厚厚的卫生巾就兜不住了。脸色苍白，人也开始犯晕了。

到医院，紧急处理，医生立刻给打了凝血针。天啊，好险！医生说，幸好来得及时。到第二天上午11点左右，病情已经稳住。

艾文是因为子宫内膜复原不好，恶露排出不干净，仍然有坏死的子宫内膜贴附在子宫壁上。因为走动多活动开了，引起坏死子宫内膜脱落而导致大出血。

所以，生完孩子十几天后仍然有危险，一定要听从医生和月嫂的劝告，处处小心为妙。

田七红枣炖鸡

原料：鲜鸡肉200克，田七5克，红枣8枚，生姜3片，精盐。

制法：

① 将红枣用清水浸软后，去核，洗净，待用。

② 把田七切成薄片，用清水略冲洗，待用。

③ 将鸡肉去皮，洗净，滤干水分，待用。

④ 把所有原料放入一个洗净的炖锅内，加入清水适量，置于炉火上，以旺火隔水炖2小时，点入精盐调味，即可趁热饮用。

功效：止血，镇痛，强身。对于妇女产后流血不止有辅助治疗作用。

大枣花生桂圆泥

原料：大枣100克，花生米100克，桂圆肉15克，红糖。

制法：

① 将大枣去核，清水洗净，待用。

② 把花生、桂圆肉洗净，待用。

③ 将大枣、花生米、桂圆肉放入大碗内，共捣为泥，加入红糖搅匀后，上笼蒸熟即成。

功效：清气醒脾，调中开胃，补血止血。适用于妇女产后子宫出血和缺铁性贫血等症。

红糖桃仁粳米粥

原料：桃仁35克，粳米100克，红糖50克。

制法：

① 将粳米淘洗干净，待用。

② 把桃仁去皮尖，清水洗净，待用。

③ 将粳米与桃仁齐放入洗净的煮锅中，加清水适量，置于炉火上煮，待米烂、汁黏时离火，加入红糖搅化调味即可食用。

功效：化淤止血，养血益胃。对妇女淤血内停所致的产后出血较为有效。

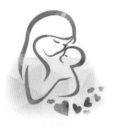

恶露观察及护理

产后应细心观察恶露排出情况，避免产后各种并发症。

1. 正常的恶露

生产后，正常的恶露排出分为三个阶段：

（1）血性恶露：产后1~5天出现，量多，色鲜红，含有大量血液、粘液及坏死的内膜组织，有血腥味。

（2）浆性恶露：产后5~10天出现，随着子宫内膜的恢复，出血量逐渐减少，颜色转为暗红色和棕红色之间，子宫颈粘液相对增多，且含坏死蜕膜组织及阴道分泌物和细菌，无味。

（3）白恶露：产后2~3周，恶露转为白色或淡黄色，量更少，早晨的排出量较晚上多，一般持续3周左右干净。

2. 异常的恶露

（1）阴道大量出血不止或有鲜红色的血液，棉垫在两个小时内就湿透，来不及更换（正常约2~4小时），要及时通知护士。

（2）超过3周还有暗红色的分泌物，一定要看医生。

（3）血性恶露持续两周以上，量多或恶露持续时间长且为脓性，有臭味，一般为子宫腔内受到感染。

（4）有产妇在产褥期来月经，要注意观察和区别。月经一般是有规律的，不会淋漓不净；如果超过自身月经规律时间仍然出血，就不是月经，而是恶露未净。

3. 恶露的护理

（1）以环形方式按摩腹部子宫位置，让恶露能够顺利排出。

（2）大小便后用温水冲洗会阴，由前往后擦拭或直接按压拭干，不要来回擦拭。

（3）冲洗时水流不可太强或过于用力，建议采用卫生护垫，不宜用棉球，刚开始约1小时更换1次，之后间隔2~3小时更换即可。更换卫生棉时应由前向后拿掉。

（4）手不要直接碰触会阴部，以免感染。

（5）食用猪肝、甜点均有助于排出恶露。

（6）产后12天还喝红糖水，容易发生恶露不尽，所以，红糖水饮用不宜超过两周。

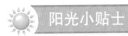
阳光小贴士

预防产后大出血

（1）指导、协助产妇及早进行母乳喂养，可刺激子宫收缩，以利恶露排出。

（2）按摩子宫，刺激和加强子宫收缩。一般是将双手放在产妇腹部宫底处，拇指在宫底前壁，其余4指在后壁均匀而有节律地按摩宫底，以刺激子宫收缩。

（3）保证产妇充足睡眠。病情稳定后鼓励下床活动，活动量应逐渐增加。

（4）加强营养，给予高热量饮食，多食富含铁的食物，宜少量多餐。顺产七天后多喝红糖水。

（5）如果血性恶露几天就排干净了，要警惕是恶露大血块堵住了阴道口，此时建议再喝点红糖热水或益母草膏水，用热水袋或暖宝暖子宫化瘀。

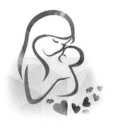

关于子宫恢复

产褥期的妈妈，头等大事就是养护子宫，使其尽快恢复。

1. 子宫的恢复

子宫恢复主要包括三个方面，即子宫体的复原、子宫颈的复原和子宫内膜的复原。

（1）子宫体的复原。在胎盘排出之后，子宫会立即收缩，在腹部用手可以摸到子宫体很硬并呈球形，它的最高处和肚脐的水平同高。以后子宫底的高度，会每天下降1~2厘米，大约在产后10~14天内，子宫变小，降入小盆骨腔内。这时，在腹部就摸不到子宫底了。

（2）子宫颈的复原。在分娩刚刚结束时，因子宫颈充血、水肿，会变得非常柔软，子宫颈壁也很薄，皱起来如同一个袖口，7天之后才会恢复到原来的形状。7~10天后子宫颈内口会关闭。一直到产后4周左右，子宫颈才能恢复到正常大小。

（3）子宫内膜的复原。胎盘和胎膜与子宫壁分离，由母体排出以后，从子宫内膜的基底层，会再长出一层新的子宫内膜。产后10天左右，除了胎盘附着面外，其他部分的子宫腔会全部被新生的内膜所覆盖。刚刚分娩后，胎盘附着部分的子宫壁面积约手掌大，到产后两周左右，已经缩小到直径3~4厘米，到产后6~8周才能完全愈合。

如果子宫里有残留的胎盘或胎膜组织，产后子宫收缩不好，子宫复原的速度就会放慢。产后的子宫为了恢复原来的大小，需要更有力地回缩，所以在产后一周内妈妈会感到产后宫缩的疼痛，这种宫缩会在妈妈给孩子哺乳时更为明显，但不会令人难以忍受。医学专家认为，多与孩子肌肤接触及哺乳是促进子宫复原的最佳刺激方式。

2. 影响子宫复原的因素

● 胎盘或胎膜残留于子宫腔内。

● 子宫蜕膜脱落不全。

● 合并子宫内膜炎或盆腔内炎症。

● 子宫过度后屈，使恶露不容易排出。

● 合并子宫肌壁间肌瘤。

● 排尿不利，膀胱过度充盈，致使子宫不能下降至盆腔。

● 产妇年龄较大，健康情况差，分娩次数多或多胎妊娠，也往往会影响子宫的复原能力。

3. 四招令子宫快复原

（1）产后应及时排尿，不使膀胱过胀或经常处于膨胀状态。

（2）产褥期应避免长期卧位。产后6~8小时，产妇在疲劳消除后可以坐起来，第二天应下床活动，以利于身体生理机能和体力的恢复，帮助子宫复原和恶露排出。如果子宫已经向后倾屈，应采取胸膝卧位来纠正。

（3）产后应该及早哺乳。刺激乳头可帮助子宫收缩，因为婴儿的吮吸刺激，会反射性地引起子宫收缩，从而促进子宫复原。没有哺喂母乳的产妇，按摩乳房或是热敷乳房也可产生相同的效果。

（4）注意阴部卫生，以免引起生殖道炎症。产后的子宫恢复在产褥期是很重要的一件事，从前的人在坐月子期间吃这、吃那，这不能做、那不能做，就是要达到子宫恢复的目的。这些习俗和禁忌，从现代医学的角度来分析有些确实有根据，有些虽然已经不合时宜，但多数是跟坐月子的原则不谋而合的，生产之后如能确实遵守，就能够减少危险，并且避免将来腰酸背痛现象的发生。但是有一点要提醒，就是有任何方面感觉不太对劲，还是需要再回去找你的妇产科医生诊治。

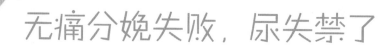

无痛分娩失败，尿失禁了

段美大姐说，在顺产产妇中，遇到无痛分娩的产妇不多，有后遗症的就更少了，但是林华是其中一个特例。

林华对无痛分娩的麻药太敏感了。

一打上药就人事不省，啥也不知道了，当然也无法用力，也就生不下来。

最后，不得不实施了剖腹产，两种罪都受了。

剖腹产又打了麻药。

结果就是，术后第二天拔了导尿管后才发现，尿失禁了。

医生说林华顺产产程较长，胎儿对膀胱周围压迫过久而导致肌肉组织松弛，而且，因为在无痛分娩过程中，宫缩不给力，最后又剖腹产，打了两次麻药，对身体的恢复造成了一定障碍。

医生也说了，很多妈妈都会有尿失禁的情况发生。只是各自轻重程度不一样而已。林华这种情况目前还不算严重，多做盆底肌缩放训练，如果逐渐好转就没大问题。

为此，段大姐根据医生的吩咐，每天提醒和协助林华在床上练习盆底肌肉缩放训练，每天3~4次，3天后，情况慢慢开始好转。

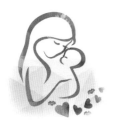# 产后尿失禁护理

1. 垫用的卫生纸要加厚，并随时查看，随时更换

2. 协助产妇做适量的盆底肌训练

下面这种憋尿的锻炼方法可以有效缓解尿失禁：

先解一点点小便，然后憋住。如果能在解小便时刹得住车，就代表收缩了肌肉，如此反复地练习解尿、憋尿，即可学习控制骨盆底肌肉的收缩。以后妈妈还可以在日常作息（不解小便时）中勤加练习，可使骨盆底肌肉加强，增加阴道力量，预防、减少尿失禁的发生。

锻炼时须注意：

（1）训练时尿意不宜太急。

（2）要在轻松、自然且没有压力的环境下练习。全身放松、两腿稍微张开是最佳的练习姿势。

（3）双腿、腹部与臀部的肌肉都不要收缩，否则可能无法正确地收缩提肛肌。

（4）每次解尿、憋尿之后，最好休息10秒钟再重复练习。

3. 热水熏蒸

可以用热水熏蒸会阴部，但要根据产妇的身体情况进行；初产后，因会阴部有伤口，其他护理方法暂时不适用。

4. 饮食帮助

正确的饮食习惯对改善尿失禁的情况也大有帮助，妈妈们要注意多喝水，多吃水果、多吃高纤维食物，以防止便秘。此外，以下三道药膳对治疗尿失禁有一定效果，即使是哺乳期的妈妈们也可以食用。

黄实山药粥

黄实粉、山药粉各30克，核桃仁20克，大枣8枚（去核），同煮粥食用。黄实、山药、核桃仁有补气健脾、固肾益精的作用，加上大枣更有补脾补胃的功效。

党参核桃煎

党参18克，核桃仁15克，加水适量，浓煎，饮汁食核桃仁。党参有补中、益气、生精的功效，辅以核桃仁补气固肾，多吃可以防止尿失禁。

龙眼枣仁饮

龙眼肉15克，炒枣仁12克，黄实10克，用水煎好后当茶喝。龙眼肉益心脾、补气血，枣仁养肝、宁心，配以黄实可补脾固肾，能起到养血安神、益肾、固精、缩尿的功效。

5. 应急措施

产后尿失禁现象虽是轻微、短暂的，但发生时难免令人尴尬。为了避免尿失禁现象发生时不知所措，有此困扰的妈妈最好常备卫生护垫或卫生巾，情况严重者还可使用成人纸尿裤应急。当然，这些只是应急措施，不能从根本上解决尿失禁的问题，想恢复正常生活的妈妈还是应多加锻炼，或寻求医生的帮助。

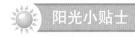

无痛分娩后的护理

1. 无痛分娩也是一种麻醉，因为麻醉可能导致别的病变，如打麻药后肌肉感受力降低可能出现尿潴留和便秘，护理时要格外留意，尽早督促产妇排尿、排便。

2. 无痛分娩后，要加强麻醉部位的按摩护理，促进麻醉部位肌肉早日恢复活力。

3. 注意观察体温。分娩后的24小时内，产妇的体温会略有升高，一般不超过38℃。在这之后，产妇的体温大多会恢复到正常范围内。如有异常情况要及时通知医生。

4. 注意补充营养。无痛分娩后，产妇的身体变得很虚弱，这时要注意补充营养。可以多吃一些高蛋白质、维生素丰富的食物。

5. 注意个人卫生。无痛分娩后，一段时间内身体的感受力降低，一定要注意外阴的清洁，避免外阴受到感染，引发疾病。

6. 适当的运动。适当的运动，可以早日促进肌肉弹性的恢复。

7. 出现异常现象要及时就诊。

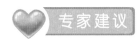 专家建议

分娩是指妊娠满28周及以上，胎儿及其附属物自临产开始到由母体娩出的全过程。影响分娩的四因素为产力、产道、胎儿及精神心理因素。若各因素均正常并能相互适应，胎儿能顺利经阴道自然娩出，则为正常分娩。若孕妇产前检查符合顺产的要求，我们还是建议患者选择顺产这种方式，以利于胎儿的成长发育及产妇的恢复。

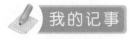

我的记事

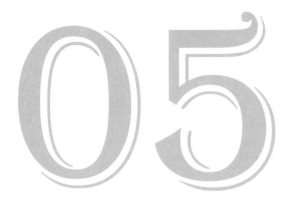

05

側切后，有些小秘密

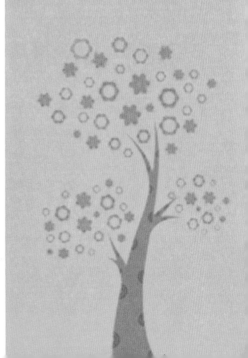

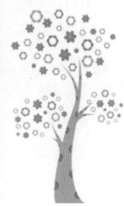

侧切后，要往右侧躺着睡

董月是顺产的，有侧切。周兰琴大姐护理了她。

董月生产结束回病房后，周大姐照例先替她清洗大腿根上的血迹，整理了恶露垫子，换上产妇专用卫生巾，帮她穿上了内裤。

收拾停当，周大姐说："来，我帮你，往右侧躺。"

董月很听话，咧着嘴往右翻身。还不忘问周大姐："是不是左右轮流躺？多久换一次姿势？"

周大姐说："尽量都往右侧躺，累了咱再平躺休息一会儿。这是因为你侧切的伤口在外阴左侧，如果你平躺或者往左侧躺，都可能导致恶露流出来打湿了侧切伤口，这样不利于伤口尽快恢复。保持干燥，伤口才好得快呀。"

董月惊讶地看着周大姐："你太厉害了，你刚才又没看过我伤口，你怎么知道我的侧切伤口在左侧？"

这下把周大姐也逗笑了。周大姐说："我可不是神仙，干我们这行工作久了，见得也多了，我还就真没见过在右侧侧切的。具体原因，大约是医生都用右手拿剪刀，剪左边很顺手吧。"

原来如此啊！

董月说："可是这恶露估计还是难免会打湿伤口的，会不会感染？多久才能好啊？"

周大姐告诉她："不用担心，很多人都这样过来的。在医院期间，护士每天会按时来清洗伤口，我也可以随时帮你清洗和消毒，如果没有意外，七天之内都会好的。回家后，我也会帮你注意着点，每天清洗两遍，随时观察变化。"

周大姐还说："不仅是清洗，还有许多其他细节要注意，一会儿上厕所问题就来了。你回病房快两小时了，有没有尿意我都要扶你去小便，小便时你千万不要用力，小心撕裂侧切伤口；另外，小便后我会用温水帮你冲洗外阴。一会儿我去找个干净的矿泉水瓶子，在瓶盖上戳几个洞，消毒后装水就可以当莲蓬头用了，这可是我自创的外阴冲洗器。"

周大姐说完真的转身出去了。一会儿就拿回来一个矿泉水瓶，已经去护士站戳洞消毒搞妥了。

该扶董月小便了。

起床时让董月尽量用右边臀部动，挪到床边，周大姐自己还是很小心地使用了"阳光大姐起床法"（详见本书《剖腹产，要当心》），双手支撑在床上，埋下头，让董月双手抱着自己的脖子站起来，董月觉得自己能行，但是拗不过周大姐的坚持，就照办了。这样起床确实要

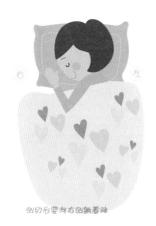
侧切后要向右侧躺着睡

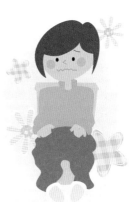

上厕所要小心伤口撕裂

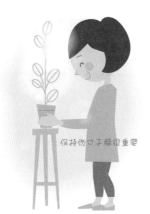
保持伤口干燥很重要

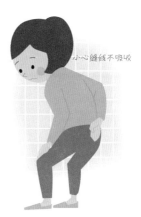
小心缝线不吸收

轻松些。周大姐让董月先在床边站一会儿，这才告诉她，可别小看起床，产妇在这个事情上容易吃大亏。因为生产、做手术，产妇在床上躺的时间比较长，顺产的产妇大多长时间没吃东西，剖腹产的打过麻药又有大伤口，排气前也只是喝些流质食物，所以起来时如果动作过猛，容易晕倒，严重的晕倒后还会引发产后大出血……所以，在这个事情上是绝对不能大意的。

说得董月直吐舌头。

董月泼辣，龇牙咧嘴的，攀着周大姐来到卫生间。还好，卫生间是坐式马桶。

坐下前，周大姐嘱咐董月，先收缩会阴部肌肉，身体重心保证放在右边身体上，坐下时保持会阴收缩，先坐右边臀部，把身体重量尽量放在右边。等董月坐稳当了，周大姐转过身打开洗手盆里的水龙头，一听到水流声，董月突然就想小便了，很顺利。董月再次用惊讶的眼光看着周大姐，原来护理女人生产还有这么多小秘密呀。

周大姐又拿来装好温水的"外阴冲洗器"，帮助董月冲洗会阴部。周大姐让董月右腿稍微用劲抬高臀部，直接冲洗，用卫生纸遮住腿根部，以免打湿腿。

最后，周大姐一再叮咛，不论小便还是大便，完了擦干净时都要从前往后擦，不能从后往前擦，避免感染伤口，要注意，只是沾擦，不要来回擦，导致擦伤伤口。

这个道理董月懂。

一个侧切伤口的护理，原来有这么多的技巧啊。

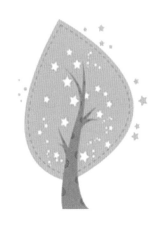

顺产十天后，
又二次侧切了

段美大姐说，安颖顺产侧切后，第十天又切了第二回。

按理说，侧切伤口到第七天基本都恢复了，段大姐对安颖侧切伤口的护理也很到位，每日清洗、消毒两次，缝线也已经脱落，从外观上看，伤口已经好了。

但是，第七天，安颖感觉到侧切的伤口又开始隐隐作疼了。

段大姐和安颖左看右看也看不出什么问题来。段大姐说，因为侧切伤口的缝合本身不仅仅一层，最里边还有一层是用可吸收线缝合的，肉眼看不见，会不会是里面出了问题？就建议安颖去医院看看。

第八天，安颖去了一家医院，路上感觉疼痛厉害了，像跳脉似的突突地疼，医生看了，也说外观很好，看上去恢复得不错呀。安颖就郁闷了，回到家，段大姐依然帮她清洗消毒，这次清洗消毒时，段大姐就有意将棉棒往阴道口里边伸了伸，结果，安颖疼得大叫。

段大姐意识到，肯定是里边出了问题，建议安颖换家更专业的医院。

第九天去医院时，安颖已经走不了路了。医生检查后，说是会阴里面已经脓肿，需要再次切开，塞纱布条吸脓。天啊，安颖几乎崩溃了。但是，无法选择，必须二次侧切。

段大姐说，侧切伤口大部分都会在3~5天内恢复好，如果出现不适，能做的就是马上去医院，不要耽误。像安颖这种伤口化脓的疼痛还是很好区分的，那就是脓肿后会跳脉，伤口疼痛中伴着突突的跳动感，一旦出现这种感觉，脓肿就已经形成了，就必须引流，太痛苦了。

伤口脓肿一般因患者本人体质、伤口感染或者伤口缝线吸收不好等引起，安颖的脓肿就是因为自身体质的原因。一般湿性体质比较容易发生伤口脓肿。

　　二次侧切后，安颖在医院住院治疗，段大姐根据她的湿性体质情况在饮食上作了些调整，每天让安颖喝些红豆薏米水。

　　安颖恢复得还算顺利，不几天就出院了。

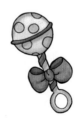

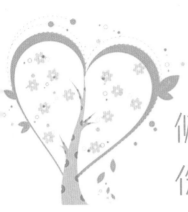

侧切后，
伤口缝线吸收有问题

段美大姐说，专家讲过，顺产侧切伤口的缝合不仅仅是一层，在里层会用一种身体可吸收、不用拆除的羊肠线进行缝合，外面用可拆除的线缝合。产妇拆线指的是拆除外面那层线，里面的可吸收线是不用拆除的。

有的产妇身体有排斥反应，不吸收那种可吸收的羊肠线，会出现针眼出血、疼痛等情况。如果是因为不吸收或者吸收不好产生的疼痛，是一种针扎似的疼，和化脓那种突突跳的疼是不一样的，比较容易区分。

冯岚就是，侧切后前几天伤口处在恢复期，以为是正常的伤口疼，就没管它。一周后冯岚还是觉得疼，段大姐问她怎么个疼法，冯岚确定是针扎似的疼。于是段大姐确定冯岚是缝线吸收有问题，建议她去医院处理。果不其然，医生说，就是羊肠线不吸收，里面伤口发红，有的针眼还出血了。医生拆除了羊肠线，回家每天消毒两次，慢慢地自行愈合了。

段大姐还遇到另一个产妇，回家第五天，清洗消毒时发现线头了，去医院，医生抽出了四五根10厘米左右的线，回家坚持清洗消毒，后来也自行愈合了。

段大姐说，还有一些产妇是过敏性体质，尤其是疤痕体质的，在伤口愈合期间会有奇痒的感觉，一痒就挠，刀口周围都挠破了，导致伤口愈合慢，而且愈合后会有凸起的疤痕。

不管是哪种情况，产褥期内，都要注意观察和分辨，一旦疼痛，不要耽误，立刻去医院。

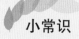

小常识

会阴侧切

会阴侧切术是在产科中经常施行的一种小手术，即当婴儿的头快要露出阴道口时，助产士剪开产妇阴道与肛门之间的软组织，使产道口变宽，以利于胎儿的娩出。

是不是所有顺产的产妇都要做会阴侧切呢？

其实在20世纪80年代，我国还很少施行会阴侧切术。即使施行，也有很严格的指征，如会阴弹性差、会阴瘢痕、胎儿出现窒息情况需要尽快娩出等等。后来临床医师们发现，即使是会阴弹性非常好的产妇，即使是由最有经验的助产士来保护会阴，分娩后绝大多数产妇仍然会发生会阴裂伤现象。虽然裂伤多数比较表浅，但至少会发生2处，大多数为3~4处。少数胎儿比较大、生产比较快的产妇，可能发生深度的裂伤，有些甚至会影响产后的排尿排便。而施行了会阴侧切的产妇，由于分娩时阴道口巨大的张力集中在会阴侧切伤口处，减轻了阴道其他部位的压力，一般不会再发生第二处裂伤。而且侧切的伤口是人为切开的，边缘平整，缝合后的愈合效果和外观都要优于裂伤后的缝合伤口。其次，由于侧切伤口减轻了胎头对产道的扩张，一定程度上保护了阴道的弹性，有专家认为，这还可以避免产后因阴道松弛而造成的性生活质量下降。对于胎儿来说，会阴侧切可以缩短其娩出的时间，也就是缩短了胎儿头部在阴道口被挤压的时间，可以减少胎儿缺氧情况的发生。

考虑到以上的原因，会阴侧切渐渐成为了国内生产时的常规步骤。

其实，孕妈妈们根本没有必要因为要接受会阴侧切而苦恼或恐惧。会阴侧切术是创伤很小的手术，术后3天伤口基本就可以愈合。侧切技术也已经非常成熟，不会对产妇造成什么影响。而且手术是在麻醉后施行的，不必担心疼痛的问题。特别是现在随着科技的进步，多数医院均选择用可吸收线缝合伤口，免去了术后拆线的痛苦。

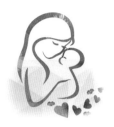

侧切后的护理

1. 注意清洁

（1）术后3天内医院会有完善的清洁措施，多用有消毒作用的洗液冲洗外阴。3天后或出院后则需要产妇自己每天用清水或洗液清洗外阴，有条件的最好一天两次。同时选用安全的卫生用品，及时更换，以保持外阴的干燥。也不要清洗过度，否则容易破坏阴道的酸碱度。

（2）注意勤换卫生护垫，避免湿透，浸湿伤口。

（3）产妇在大小便后都应该用水冲洗会阴，如用卫生纸擦拭，要由前往后擦，以避免细菌感染。或者直接点拭干，不要来回擦，避免擦伤伤口。

2. 注意避免会阴切口裂开

产后之初大便或发生便秘时，不可屏气用力扩张会阴部，可用开塞露润滑，尤其是拆线后头2~3天，应避免做下蹲、用力动作，解便时宜先收敛会阴和臀部，然后坐在马桶上，可有效地避免会阴伤口裂开。坐立时身体重心偏向右侧，既可减轻伤口受压引起的疼痛，也可防止表皮错开。避免摔倒或大腿过度外展而使伤口裂开。

3. 注意避免伤口发生血肿

产后最初几天，因为一般侧切伤口在左边，所以新妈妈宜采取右侧卧位，避免伤口内的积血流出导致内积而形成血肿影响愈合。待4~5天后伤口恢复得较好，并且恶露难以流入时，便可左右轮换卧位了。

4. 切口局部肿痛不建议用高锰酸钾坐浴

一则高锰酸钾溶液只起到局部消毒作用；二则产后恶露未干，坐浴容易导致湿气进入子宫，造成宫寒。可以兑高锰酸钾溶液呈粉色状用冲洗瓶或冲洗棒冲洗，或用烤灯烤干加快复原速度，烤灯可以促进血液循环，加快血肿吸收。

5. 注意避免会阴切口感染

新妈妈尤其要注意会阴切口情况，一旦出现感染甚至化脓的症状，需要及时清理伤口，使用碘伏冲洗，或遵照医嘱处理，消炎的同时帮助刀口快速愈合。

如果顺产侧切伤口出现裂开的情况，可能需要再次缝合，但多数处理方式与感染伤口相似。

如果伤口针扎似的疼，可能是可吸收缝线吸收不好，应及时去医院处理；也有可能是拆线时未拆干净引起。总之，都要及时上医院查看处理。

6. 其他注意事项

（1）多摄取高纤维食物，多补充水分，养成规律排便的习惯，以避免便秘。必要时可使用"开塞露"等外用药物或缓泄剂。产后1个月内不要提举重物，也不要做任何耗费体力的家务和运动。任何过早过重的体力活动，都可能造成盆底组织损伤，甚至导致老年后的子宫脱垂。

（2）产后6周内，应该避免性行为。直至产后6周复查时，由专业医师确认子宫及产道恢复良好，方可进行。

记住以上的提示，相信孕妈妈一定会顺利度过会阴侧切这一关。

如果有些孕妈妈特别拒绝会阴侧切术，也可以试着在孕期中做到以下几点：

（1）稍加控制饮食，避免胎儿过大。

（2）养成运动的好习惯，锻炼盆底肌肉力量。

（3）及时治疗外阴及阴道炎症，以保护皮肤的弹性。

如果孕期中做到以上几点，不但可以使产程较为顺利，也可以减少会阴侧切的几率。生产时，可与大夫探讨并听取大夫的建议，视情况决定是否侧切。

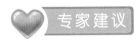
专家建议

会阴切开主要是针对会阴过紧或胎儿过大、估计分娩时会阴撕裂难以避免者或母儿有病理情况急需结束分娩者。会阴切开包括会阴后侧切开术和会阴正中切开术，针对不同患者不同情况会选择不同的切开方式。术后应注意伤口的清洁，保持大便通畅且采用坐式，另外拆线后勿做过多或幅度过大的动作。需要注意的是，当伤口出现血肿、感染或是拆线后裂开等情况时，一定要尽快就医。

我的记事

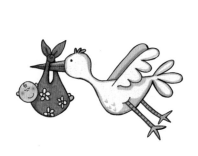

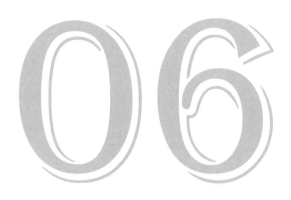

06

剖腹产，要当心

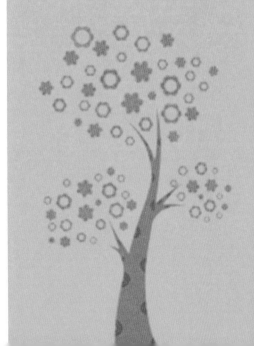

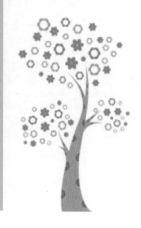

剖腹产，不仅是生产

关于顺产还是剖腹产，很多人以为是可以自由选择的。有不少怕疼的妈妈坚持选择剖腹产，逃避顺产的疼。也有许多妈妈坚决捍卫作为女人和母亲的体验，选择顺产。但许多妈妈却因为宝宝或者自身的原因失去了选择的可能。

周兰琴大姐的客户隋红就是这样，那年她33岁。

怀孕38周多，去医院例行检查的结果是：羊水87厘米，偏少；胎盘成熟度三级，已老化；胎儿腹径112厘米，过大，宝宝在胎中随时可能缺氧。医生建议马上住院观察。

一住院，就被通知不可随便离开医院。医生、护士一拨拨地来问询、建档、量体温、测胎心……便真的身不由己了。

一晚上，总共做了三次胎儿监护，其间去吸氧，都未见胎儿有动静。为确保胎儿的安全，清晨六点，医生说，手术！

接到手术电话，周大姐一点没敢耽搁，赶紧到医院，趁隋红还在手术，整理好病房里的物品，等待隋红出来。

手术很顺利，护士报告生了个女孩，不到一小时，隋红就被推出了产房。

大家跟着护士，把孩子和隋红迎进了病房。上床前，周大姐去掉了床上的枕头，放好隋红，隋红妈妈赶紧递枕头过来，护士说："六小时内不要给产妇枕枕头，这是为了避免麻药的副作用引起产妇头痛，如果头痛，要及时通知我们；六小时内不要给产妇吃任何东西，半小时后可以进行第一次哺乳；随时注意输液瓶和导尿袋。"

　　隋红手上输着液，下身插着导尿管，人还处在迷糊状态中。隋红老公等理顺了床，归置好了输液瓶和导尿袋，走过去握着老婆的手，轻声叫她："老婆，你真勇敢！我们的宝宝很健康，太感谢你了！"隋红眼皮动了动，睁不开眼睛。周大姐说，她现在还在麻醉状态中，下半身都没感觉，我给她按摩下肢，可以尽早消除麻药影响，预防腿部静脉血栓。

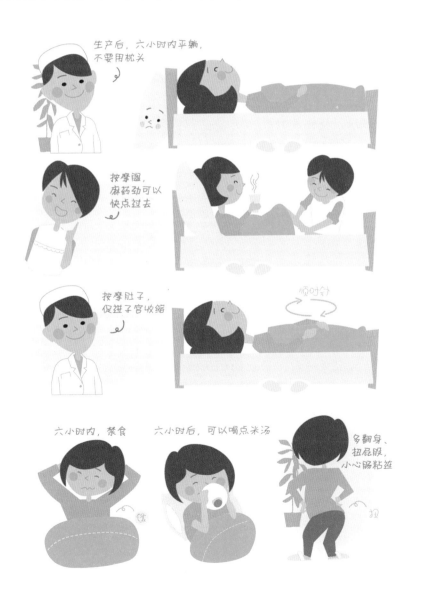

周大姐先轻轻掀起小半个被子，看了看隋红的下身，恶露不算太多，不需要换纸，导尿袋也没满，就盖好被子替隋红捏腿。这是一种普通的保健按摩，对技术要求不高，隋红没有感觉，仿佛睡着了。

　　该准备开奶了。一家人一会儿看看宝宝，一会儿看看隋红，不知道该干啥，有点手足无措。一听周大姐说要开奶，隋红老公接着就去抱宝宝，周大姐说，不着急，我先帮隋红检查、清洗乳房，做个简单的开奶护理。

　　隋红还在迷糊中，周大姐备好一盆温水后，在她耳边轻轻告诉她："隋红，现在给你做乳房护理了，你不用动，躺着就行！"隋红轻微地点了点头。

　　隋红乳房健康。周大姐用毛巾清洗乳房时，发现乳头有痂皮，于是用棉签沾了水，使痂皮软化后再清洗掉，完了换水，用温热毛巾轮流敷了两侧乳房，怕时间太长耽误隋红休息，就对乳头做了个简单的软化处理，食指和拇指轻轻揉捏了几下乳头，趁着乳头软软的，周大姐说，可以喂奶了。

　　这时隋红平躺着，周大姐将宝宝放在隋红身体一侧靠着乳房，一手扶着宝宝，一手托起乳房，将乳头送向宝宝嘴巴，又用乳头逗弄两下宝宝的嘴巴，宝宝张开嘴巴来寻找，周大姐顺势把整个乳晕一起送进了宝宝嘴里，宝宝就"吧唧吧唧"吸开了。

　　周大姐说，宝宝吸奶每次每侧5~10分钟，两边吸完近20分钟，每两小时左右让宝宝吸一次，下奶的秘诀就是多吸。宝宝吸奶会引起妈妈的子宫收缩，这对排出恶露和子宫恢复都有好处。

　　吸完奶，周大姐检查隋红身下的恶露，果然，卫生纸快湿透了。隋红还不是很清醒，偶尔睁开眼睛，根本不能自己动，周大姐理顺了导尿袋，蜷起隋红的腿，然后轻轻翻过她的身子让她侧躺好，露出身子底下的脏卫生纸来，再在隋红背部垫上枕头顶住预防她翻回来，这才从下而上卷走脏卫生纸，再放上干净卫生纸，一层大的，一层条形厚的，这才去掉枕头让隋红躺平。

刚换好，医生进来了，观察了下身，然后双手用力按了几下隋红的肚子，隋红在迷糊中哼哼了两声，周大姐一看，隋红身下涌出一些新的恶露来。待医生走后，周大姐告诉隋红妈妈，因为隋红是剖腹产，所以子宫收缩不如顺产的好，医生按肚子是为了帮助子宫收缩，好排出恶露。幸好隋红麻药没过，不然会很痛的。

周大姐跟隋红妈妈轻声交流：平常照顾产妇就是这些事，看着输液瓶、导尿袋、恶露卫生纸、宝宝吸奶；手术后6小时，可以喝点小米汤，一会儿咱可以回家准备点；等隋红清醒后有知觉了，要帮助她动动身子，怕躺时间长了肠粘连；导尿管24小时后才拔掉，拔掉后就得抓紧起床排尿排便；身体有动静后可早点让肠子通气，通气后可以增加些稀粥吃了。

后边要留心的就是，适当多动，预防肠粘连以及小便不畅导致尿潴留；还要留心下奶后不要涨奶；注意手术刀口恢复，这些事情其中一件出现意外，都会让产妇痛苦不堪。

好在隋红一切顺利，身体恢复知觉后，周大姐先让她在床上慢慢扭动屁股，试着多翻身，翻身时弓腰用一只手轻轻拖住腹部伤口。第二天拔了导尿管，起床也很顺利，第一次小便不多，但也顺利排了。

饮食上家人遵照周大姐嘱咐，从流质到半流质慢慢过渡着吃，不吃容易产气、胀气的牛奶、豆浆等食物，从小米汤到稀粥，再到鸡蛋羹、烂面条，一步步来。

周大姐说，虽然都是生孩子，但是剖腹产是个手术，它比普通的顺产又多了很多禁忌和问题，在护理上也有很多需要注意的地方。剖腹产妈妈，她既是妈妈，又是术后的病人，身体恢复慢，需要家人和月嫂更加细心地照顾。

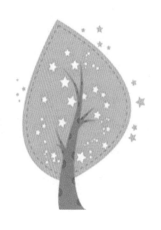

剖腹产后，
刀口面溃疡了

  周兰琴大姐说，大多数人剖腹产后恢复都很顺利，可是在她经历过的无数客户中，真是什么样的都有。

  沈维很胖，肚子大，肉肉多，生完了肚子依然挺着，仿佛没生一样。

  生完前几天，在医院都由护士护理她的伤口，按时来换药。中间沈维也说伤口疼，都以为是正常的疼。到第五天，周大姐不放心，就揭开纱布看了看伤口——

  居然有三分之一长度的伤口红了，再仔细一看，刀口跟往常看到的不一样，明显凸出来一部分。赶紧找医生来看！

  医生轻轻一按伤口，疼！医生说里面已经溃疡了，诊断为刀口面溃疡！

  怎么会这样呢？

  医生只说胖人的脂肪多，伤口愈合能力差。可是那凸出来的又是怎么回事呢？

  周大姐说，后来才知道，原来这个伤口是个医疗事故，因为伤口缝合时缝合层未对齐造成的，露出来的部分长时间愈合不好，红肿，形成脓边（细看伤口边缘确实是黄色的，那就是脓边）。

  治疗是先去脓。然后有两种选择，一是重新手术缝合；二是保守治疗，去脓、消炎慢慢愈合，但会留下大的疤痕。

  真是欲哭无泪。沈维不想再第二次手术了。先去脓、消炎保守治疗。沈维老公忙着找医院讨公道去了。

  只有仰仗周大姐精心护理了。每天要先用棉签擦掉新生的黄色脓边，再按时间段消毒五遍；为保持伤口干燥，不能让胖子沈维出汗，一旦出汗，周大姐就得赶紧查看伤口。

在周大姐的精心护理下，三天后，伤口虽然依然很红，但已经没有脓边了。保持干燥的情况下，每天消毒次数由五遍改为三遍。又过了三天，凸出部分的伤口已经自行"埋下头"找到了合缝的地方，伤口愈合就快多了。

阿弥陀佛，至少没再受第二次手术的罪。

所以，在剖腹产产后护理中，任何时候都不能掉以轻心，一旦觉得不适就要赶紧查看，及时找医生诊治。

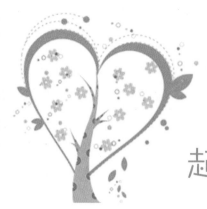

起床时，晕倒了

周兰琴大姐说，甘蓝是产后起床晕倒最厉害的一个案例，抢救了半个多小时才醒过来。

甘蓝剖腹产后，第二天顺利排气（放屁），医生说可以起床活动一下，以预防肠粘连。

周大姐特别嘱咐过甘蓝老公，起床时容易晕倒，这方面自己有经验，到时候让自己来，大家不要乱动甘蓝。

可能合作刚开始吧，大家觉得周大姐也许有点言过其实。所以，周大姐在卫生间洗东西时，甘蓝老公听过医生的话后，试探着问甘蓝要不要起来试试，甘蓝同意了。

不知道他们怎么起来的，周大姐在卫生间听得一阵"乒乒乓乓"，就听甘蓝老公大喊："甘蓝——怎么啦？哎呀，快来人啊——"

惊得周大姐扔下手里的毛巾就蹿出了卫生间，天啊，甘蓝晕过去了，压倒了老公，整个人软绵绵地搭在老公身上，手上的输液针不知扎哪里了，血出来了。周大姐赶紧扶起甘蓝，可是失去知觉的甘蓝很沉很沉，好不容易放到床上，赶紧按呼叫铃，甘蓝老公没命地奔出去叫医生。

周大姐无比愧疚。怎么能在自己在的时候出现这种事呢？以前也遇到过起床晕倒的事，但都没有这次严重，从前是自己一手操作，即便晕倒，也不至于摔到地上使状况恶化。

手术后产妇躺床上时间太长，突然起床易引起体位性低血压，导致头晕甚至晕倒；又加上长时间没吃东西，也很容易出现低血糖晕倒，如果身体贫血虚弱情况会更严重，所以产妇起床都要特别谨慎。但很多家庭都不太知道这些护理常识，甘蓝就是个沉痛的教训。

抢救过来后，甘蓝老公总是说："大意了啊，大意了啊！"

就起床这个事，周大姐就总结了一套专门的起床法，"阳光大姐"月嫂都在分享，有的地方还被其他月嫂细化了。如果月嫂们来操作，至少是能保证产妇的安全的。

前文已经提到过这种起床法，这里再重提一次。

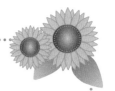

"阳光大姐"起床法

先摇高床头，让产妇坐起来，产妇用手支撑身体，挪动双腿至床边，双脚放于床边，在床边小坐一会（预防久卧后起来晕倒），脚下可放一小凳。问产妇是否有头晕的感觉，如果有，赶紧再躺下；如果不晕，则月嫂把双手放到产妇床上，让产妇自己用双手搂住月嫂的颈部，借力站起来。待产妇站起来后，先靠着床边站立一会儿，也不头晕，深呼吸，在床边试走两步，试走时不要离床太远，最多离床10厘米距离，以防不测时可以往床上靠；试走两步如果头不晕，方可继续往前走，每走一步产妇先弓起腰，深呼吸减少伤口疼痛，再以拖步方式前行，走走停停深呼吸，扶着她慢慢挪动去卫生间。

如果遇到产妇体质较弱的，起床有头晕现象，就需要循序渐进，第一次起床，下床站立2~3分钟即可，不可过长；半小时后再试着起床，再下床，这次可以站立5~10分钟左右，回床；再过半小时后，第三次起床再下床，如果已经没有头晕症状，方可到卫生间。

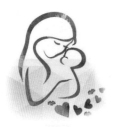

剖腹产后的护理

1. 剖腹产后的常规护理

（1）产妇进病房上床，不要给产妇用枕头，六小时后再用，以防麻药副作用引起头痛。

（2）产妇进病房半小时内，让宝宝第一次吸母乳，根据产妇身体情况，每侧每次5~10分钟。

（3）在医生、护士指导下，按摩产妇双腿，尽早排除麻药影响，预防静脉血栓的形成。

（4）随时观察输液瓶，预防打空。及时检查导尿管和尿袋，如有妊娠高血压情况还需要根据医生嘱咐记录尿量。产妇如果口渴，用棉签蘸水湿润嘴唇即可。导尿管上的开关可每两小时关一次，让产妇膀胱充盈，以训练膀胱肌弹性，预防尿潴留。

（5）观察心电监护器、血压、呼吸、脉搏，若有异常及时通知护士、医生。

（6）随时观察恶露，尤其宝宝吸奶后，要及时更换卫生纸和产褥垫。

更换方法为：理顺导尿袋，蜷起产妇双腿，呈弓腰状，然后轻轻翻过她的身子让她侧躺好，露出身子底下的脏卫生纸来，在产妇背部垫上枕头顶住预防她翻回来，再从下而上卷走脏卫生纸，放上干净卫生纸，一层大的，一层条形厚的，最后去掉枕头躺平。两腿间如果蹭上血迹应及时擦洗。

剖腹产和顺产后初期的产褥垫、卫生纸更换方法基本相同，只是顺产的伤口在会阴部左侧，而剖腹产的伤口在腹部，剖腹产产妇产后身体行动力差，要格外注意不要扯到伤口。此外，剖腹产因为阴部没有伤口，拔去导尿管后就可以穿上内裤，护理起来更方便些。

（7）六小时以内禁食；六小时后，可少量喝水和小米汤。

（8）身体恢复知觉后，床头摇高30~50厘米，让身子抬高，可以在床上来回扭动屁股，试着侧翻身，促进早日排气（放屁），预防肠粘连。

一般产后大约24小时排气，排气后多练习翻身、坐

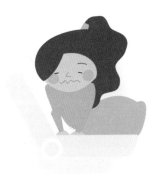

剖腹产后第二天，拔了导尿管可以起床了

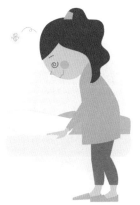

起床要用"阳光大姐"起床法避免晕倒

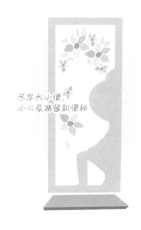

尽早大小便，小心尿潴留和便秘

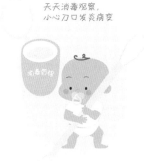

天天消毒观察，小心刀口发炎病变

起；拔除导尿管后，下床慢慢活动，这样能增强胃肠蠕动，还可预防肠粘连，避免静脉及其他部位形成栓塞，促进及早自行排便。

（9）帮助排尿、排便：拔除导尿管后，不管有没有尿意便意，都要试着排尿排便。扶产妇在马桶上坐好后，打开水龙头，以水声诱导产妇排尿。排便则可使用开塞露帮忙，避免屏气用劲撕裂剖腹产伤口。产妇一定要尽早排尿排便，不能因为怕疼躺着不动，否则容易便秘和尿潴留，增添更多痛苦。

产妇没有尿意但是感到伤口疼，也表示膀胱充盈必须排尿了，因为膀胱充盈后挤压伤口会导致伤口疼。

（10）产后汗多，及时用干毛巾擦干，切记不要用湿毛巾。

（11）每两小时左右让宝宝吸一次母乳。每次每侧5~10分钟。宝宝如果饿，可适当喂些奶粉和水，用奶瓶给水和奶粉前，应让宝宝先吸母乳，再让宝宝喝水或奶粉，以免发生乳头错觉。特别敏感、拒绝奶瓶的宝宝可用小勺喂，但应注意用小勺喂宝宝很容易就能喝到，容易导致后边再吸奶时宝宝偷懒不用力给喂奶造成障碍，所以应尽量用奶瓶喂。

（12）产后不要急于吃油腻的鸡汤、猪蹄汤等。先吃清淡流食，逐渐过渡到半流食，再吃易于消化的固体食物，下奶汤等要到乳腺通畅、下奶后再吃。

（13）术后除了让宝宝吸乳外，在72小时涨奶生理期过后，可以给乳房做梳理按摩，预防积奶。一旦积奶容易使产妇抑郁，引发许多其他问题。

（14）产后2~3天产妇基本适应了宫缩的疼痛，这时医生会给伤口换药，可能会有小的不适。医生会查看伤口有无渗血、红肿发炎情况。腹部伤口一般7天就愈合了，现在产后康复技术很先进，瘢痕体质的产妇可以尽早做皮肤护理，以消除瘢痕。

（15）严防感冒。感冒咳嗽会影响伤口愈合，剧烈咳嗽甚至可造成切口撕裂。已患感冒的产妇应及时服用药物治疗。

（16）产后24~72小时，可能出现术后热现象。要注意观察体温，如果没有因伤口炎症、积奶涨奶等情况而发热，一般为术后热。清淡饮食，多喝温水，可自行消失。

2. 剖腹产后的防护措施

（1）手术后刀口的痂不要过早地揭，过早硬行揭痂会把尚停留在修复阶段的表皮细胞带走，甚至撕脱真皮组织，并刺激伤口出现刺痒。发痒时不要搔抓，更不要用不洁净的物品擦洗。可用医用棉签沾酒精擦蹭止痒。

（2）剖腹产时，子宫出血较多，应注意观察阴道出血量，如发现超过月经量，应及时通知医生。

（3）咳嗽、恶心、呕吐时，应压住伤口两侧，防止缝线断裂。

（4）体温如超过37.4℃，则不宜出院。回家一周内，最好每天上、下午各测体温一次，以便及早发现发热，及时处理。

（5）改善饮食，多吃水果、鸡蛋、瘦肉、肉皮等富含维生素C、维生素E以及人体必需氨基酸的食物。这些食物能够促进血液循环，改善表皮代谢功能。切忌吃辣椒、葱蒜等刺激性食物。

（6）及时采取避孕措施。房事一般于产后42天、恶露完全干净后开始。应注意避孕，如果一旦受孕做人工流产，会特别危险。

（7）注意经期伤口疼痛。伤口部位的子宫内膜异位症较为常见，表现为经期伤口处持续胀痛，且一月比一月严重，后期可能会出现硬块。一旦出现此类症状，应及早去医院就诊。

3. 剖腹产产后饮食注意事项

（1）术后进病房，六小时之内产妇不能吃喝任何东西。如果口渴，可用棉签蘸水擦嘴唇。因为术后胃肠道正常功能被抑制，肠蠕动相对减慢，如进食过多，肠道负担加重，不仅会造成便秘，而且产气增多，不利于康复。

（2）六小时后可进食米汤、白开水。术后第一天，以稀粥、米汤等流质食物为主，分6~8次给予。术后第二天，可吃些烂面、烂饭等稀、软、烂的半流质食物，分4~5次给予。第三天后，可以补充优质蛋白质、各种维生素和微量元素。

产后早期，不宜吃产气多的食物，如黄豆、豆制品、红薯等，产气多的食物会在腹内发酵，在肠道内产生大量气体而引发腹胀。

（3）现在流行的月子餐和生化汤，产妇可酌情借鉴。（详见阳光大姐金牌育儿系列之《月子餐》一书）

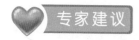**专家建议**

　　剖腹产，或称剖宫产，是指经腹切开子宫取出胎儿的手术，切口分为纵行和横行。现在临床上此手术越来越被"滥用"，事实上它也有其适用的指征：骨盆明显狭窄、胎位异常、巨大胎儿、连体胎儿、胎儿窘迫、先兆子宫破裂、宫缩乏力用药无效伴胎儿窘迫等。因而建议达到指征时再采用此术式，切勿单纯为了躲避顺产时的疼痛而选择剖宫产。

我的记事

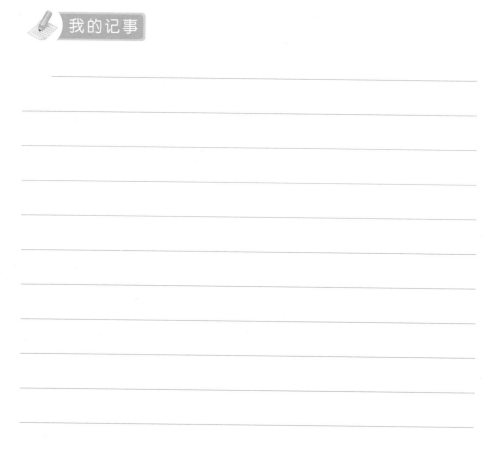

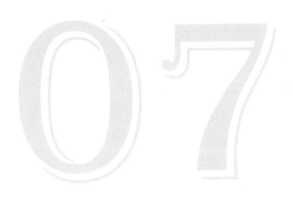

07

放屁，这事很重要

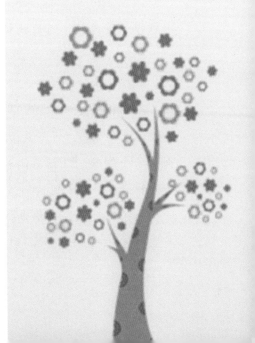

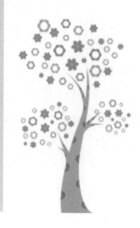

术后不动，得了肠粘连

月嫂周兰琴大姐进屋时，正听到杨梅的老公王凯在劝杨梅翻身。

杨梅嘟着嘴在淌眼泪，委屈地说："不是我不翻身，是真的很痛，一动就觉得伤口裂开了一样。没在你身上，你不明白。"

杨梅剖腹产已经第二天了，但还没有排气（放屁），医生说，正常情况下，大多数第二天就排气了。得忍住痛，加强翻身和下床走路练习，促进早排气，一直在床上躺着容易发生肠粘连。

可是，杨梅说，昨天手术后醒来，仿佛身体不是自己的，根本动不了。药劲过去后，疼痛排山倒海地袭来，杨梅疼得几乎顾不上医生的嘱咐了，咬着牙微侧了侧身，肩膀着床就算翻身了，她说刀口有撕裂感，担心伤口再裂开了。

医生、护士来说，今天是手术后第二天，应注意观察排气情况。护士拔掉了导尿管，嘱咐杨梅每半小时翻身一次，一会儿试着起床，先站一下也行。

拔掉导尿管，杨梅也松了口气，觉得好过些了。

给杨梅喝了些米汤，周大姐把床放平扶着杨梅试着翻身，可是杨梅疼得龇牙咧嘴的，说不要帮忙，帮忙更疼。于是她自己试着翻身，这回好歹翻了个侧身。见杨梅侧躺了，周大姐赶紧在她后背垫上半拉被子，帮助她躺稳当，接着把孩子递过去，放在妈妈身边，趁机让孩子吸奶。

孩子吸过奶，杨梅觉得累，就又平躺回去了。等她休息一会儿，周大姐叫她起来试试排尿。杨梅说没有尿意。周大姐说："没有也要去试试，看看膀胱功能恢复没有，而且，这都中午了，起来活动一下，促进排气吧！"

杨梅无可奈何同意了，她实在是怕疼。周大姐一边安慰她一边重新摇起床来。等把杨梅摇到大半个身子坐起的姿势，才帮她搬腿。谁知一动，杨梅就大叫："不

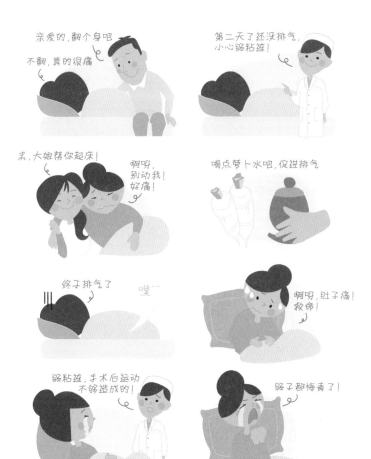

要——啊，大姐，我伤口好痛，让我自己试试吧！"

于是，杨梅自己用双手撑着床，先踮起屁股，稍稍挪动了一下位置，然后身体稍稍后仰，慢慢挪动一只腿。等她把双腿挂在床边，已是虚汗淋漓。

周大姐递过棉拖鞋帮她穿上，杨梅还是不让她碰，自己双手按住床边试着站起来，最后，在周大姐的扶持下，试了好几回，终于弓着腰站在了床边，一副痛苦不堪的样子，想让她走几步显然不可能，就让她多站一会儿吧。好不容易坚持了五分钟，她累得够呛，就又躺下了。

护士来了几次，问排气了吗，依然是没有。问起床走了吗，起床了，

但没走！护士说："这样下去不行的，要是明天还不排气，就会有问题，将来你的苦头吃了，要忍忍痛！"

下午，周大姐好说歹说、连哄带劝，终于让杨梅动了步，可是只走了三步，杨梅已经受不了了，哭着问："你们为什么要这么对我？我真的好痛！"

唉，这下搞得周大姐眼圈都红了。

就这么又过了一天。眼见得杨梅既不排气又不愿意动，周大姐试着给她做了腹部按摩，仍是没有动静。杨梅直喊饿，周大姐让王凯回家煮点萝卜水来给杨梅喝。

第三天晚上，杨梅终于排气了。

天啊，王凯说，没想到放个屁这么难！盼你这个屁简直就跟盼星星盼月亮一样！

哈哈，大家都笑了。

杨梅手术第三天终于排气了，但是第四天才在开塞露的帮助下大便。伤口恢复得好些后开始下床活动，周大姐在饮食上也进行了调理，貌似没有问题了。

直到出院十多天时，杨梅突然出现阵发性的小腹剧痛，发作几次后去了医院，医生说是肠粘连引起的疼痛，而且没法用药治，需要靠肠蠕动来改善！

杨梅几乎崩溃了！一喝水都痛得天旋地转。

只有频繁灌肠以改善便秘。周大姐帮她把握饮食，少食多餐，不吃冷硬食物，增加纤维丰富的食物……

杨梅小心翼翼，一旦贪嘴，总会引起一场剧痛。

杨梅觉得自己好倒霉，早知道这样，当初在医院就是痛死也要多活动。真是小不忍则乱大谋啊！这长久的痛苦，不知要熬到何时？

满月后周大姐离开时，杨梅的毛病仍时好时坏。等待她的，是一场持久战啊！

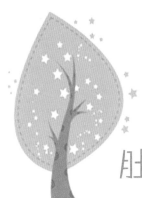

肚子像个鼓，就是不放屁

谷小麦26岁，年纪轻，是个大学老师，剖腹产。

手术后，遵照医生的吩咐，在段美大姐的帮助下，先在床上扭动屁股、翻身，都不错。拔了尿管后，接着也起床小走了一会儿。

不过，尿胀，尿不出，有尿潴留感觉。医生又给插上了导尿管。

第二天晚上了，一直不排气（放屁）。第三天早上，段大姐去后，还是没排气，可是小麦老打嗝，一摸肚子鼓鼓的，像个大皮球一样，胀得小麦直呻吟。问她吃过什么，说婆婆听说萝卜汤促进排气，就熬了一碗给她喝了。萝卜汤是可以促进排气，很多人都喝。可是小麦为啥喝了光鼓肚子不排气呢？排吧，又是往上走，光打嗝儿。

医生来了，说小麦一直没排气就是肠道功能弱，喝下萝卜汤以后，肠蠕动太弱，气没法下行就只有往上走了，表现出来就是光打嗝儿。多喝水，排便后会改善的。所以要抓紧起床活动，不能老插着尿管了。

段大姐说，还是老办法，用开塞露解决吧。于是，拔了尿管，排尿排便，用开塞露。小麦终于放了屁，尿也下来了，但还是没有排便。

一个晚上，小麦断断续续放了十多个屁，肚子没那么鼓、那么胀了。

但是段大姐一点都不敢掉以轻心，随时督促她起床走路活动，空时做臀部、肛门和会阴部的按摩，用热水熏蒸阴部、臀部。

第四天，小麦终于排便了。段大姐说，每个人的身体各异，状况不同，疏忽大意不得。比如萝卜水，有些人喝了管用，可有些人喝了反而坏事。一旦出了问题，受苦的是产妇，受累的是家人。

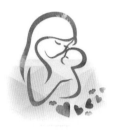

剖腹产后排气那些事

1. 剖腹产后多久才会排气

剖腹产后，通常需要经过24~48小时，肠道功能才会逐渐恢复。肛门排气（也就是放屁）是肠蠕动的标志，表明新妈妈肠道功能基本恢复。只有在肠蠕动恢复后才可以进食半流食及正常食物，否则肠胃不能承受。

一般剖腹产后24小时后会排气，若在48小时之后还未排气，则为异常情况，必须找医生检查处理。

新妈妈可能会在月子期间出现腹胀，主要由于准妈妈做的是腹部手术。手术中，肠管受到刺激，肠蠕动减弱。

2. 如何在剖腹产后尽早排气

新妈妈尽早下床活动会对产后排气有所帮助。为了及早恢复肠蠕动，在剖腹产手术24小时后，可以在家人或护士的帮助下，在地上适当站立一会儿或轻走几步，一天内做3~4次。

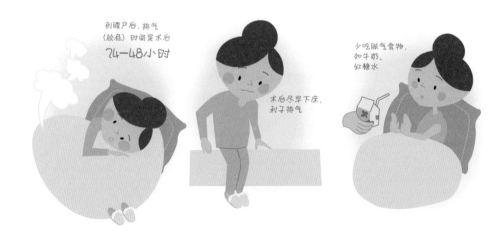

剖腹产后，排气（放屁）时间是术后24—48小时

术后尽早下床，利于排气

少吃胀气食物，如牛奶、红糖水

通常手术后新妈妈第一次下床会有低血压现象出现，出现"眼前发黑"、"眩晕"等情况，应特别注意。在身体条件允许的情况下，新妈妈要早下床、多活动。如果实在不能站立，也可在床上适当活动，如扭屁股、翻身，这样既有利于排气，还可以防止内脏器官的粘连。

另外，采用一些促进肠蠕动的方法，也可以大大地改善腹胀情况，例如口服促进肠蠕动的药物，必要时可用栓剂或灌肠。具体该怎么做，一定要咨询医生。

此外，轻轻按摩腹部，也是促进排气的手段之一。方法是自上腹部向下按摩，避开刀口位置，每2~3小时按摩一次，每次10~20分钟。这不但能促进肠蠕动，还有利于子宫、阴道排出残余积血。

3. 剖腹产排气前后该吃什么

剖腹产后6小时内，新妈妈应严格禁食。这是因为麻醉药药效还没有完全消除，全身反应低下。如果进食，可能会引起呛咳、呕吐等症状。如果确实很口渴，可间隔一定时间喂半匙水。

在手术6~8小时后，虽然新妈妈尚未排气，但可进食少量不含糖、奶的流质食物，如米汤；也可少量服用有助排气的汤，如萝卜汤；但此时进食的食物应以清淡易消化的流食为主，尽量不吃不易消化及产气的食物，如鸡汤、牛奶、糖水。注意吃东西应少量多次，以免加重胃肠负担。

剖腹产妈妈排气后就可以吃容易消化的富含蛋白质、维生素的食物了，这时应添加适量的粗纤维食物来防止便秘。通常肠道排气后1~2天内，进食半流食，如蒸蛋羹、菜稀饭、烂面条等。在这之后就可以吃普通饭菜了。同时，多喝汤有益于乳汁分泌。

新妈妈吃东西时，宜细嚼慢咽，以免吃进太多空气。如胀气太严重，应到医院就诊。

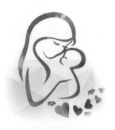

产后肠粘连的护理

1. 少用止痛药物

剖腹产后，麻醉药作用逐渐消退。一般在术后数小时，产妇的伤口开始出现疼痛情况。此时，为了能让产妇很好地休息，医生会在手术当天用一些止痛药物。在此之后最好不要再用止痛药物，因为它会影响肠蠕动功能的恢复。所以，产妇要做好思想准备，对疼痛多些忍耐。

2. 术后多翻身

由于剖腹产手术对肠道的刺激以及受麻醉药的影响，产妇在产后都会有不同程度的肠胀气，会感到腹胀。多做翻身动作，会使麻痹的肠肌蠕动功能恢复得更快，肠道内的气体就会尽早排出，可以消除腹胀现象。

3. 适宜采取半卧位

剖腹产的产妇不能像正常阴道分娩的产妇一样，在产后24小时就起床活动，因此恶露相对来说不易排出。如果采取半卧位。同时配合多翻身，就可以促使恶露排出，促进子宫复原。这个姿势也有利于体内气体下行，刺激肠蠕动，可有效预防肠粘连。

4. 尽早下床活动

床上的活动毕竟是有限的，结合床上活动，拔了导尿管后，及时忍痛下床走动，利于肠蠕动恢复，避免术后肠粘连及血栓性静脉炎。

5. 产后尽力排尿

在手术前后，医生会在产妇身上放置导尿管。导尿管一般在术后24~48小时，待膀胱肌肉恢复收缩排尿功能后拔掉。拔管后，产妇要尽量努力自行解小便，否则，再保留导尿管容易引起尿路感染。

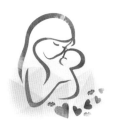

关于肠粘连

肠粘连是由于各种原因引起的肠管与肠管之间、肠管与腹膜之间、肠管与腹腔内脏器之间发生的不正常粘附。

1. 症状

肠粘连病人的临床症状可因粘连程度和粘连部位而有所不同。轻者可无任何不适感觉，或者偶尔在进食后出现轻微的腹痛、腹胀等。重者可经常伴有腹痛、腹胀、排气不畅、嗳气、大便干燥，腹内有气块乱窜，甚至引发不全梗阻。

2. 治疗

可咨询医生，有中医治疗法和西医治疗法，严重者须手术治疗。

3. 病因

（1）手术过程中肠管暴露时间过长，空气污染，动作粗糙，创面大，浆膜层受损严重，止血不彻底，术后腹腔内渗血渗液、冲洗不净或腹腔内遗留异物等，都可造成肠粘连。

（2）手术中使用的化学药物外流，进入腹腔造成严重粘连。

（3）腹腔内炎症，也可能导致肠粘连。

（4）手术后，病人长久卧床，活动量不足，易引发肠粘连。

4. 饮食保健

在饮食方面应当注意：不吃硬食、粘食、冷食，不喝冷饮，尽可能吃粥、蛋糕、豆浆等软食和流食；还要少食多餐，切忌暴饮暴食。

剖腹产后排气对产妇非常重要，术后出现腹胀主要是因为产妇做的是腹部手术，且术中肠管受到激惹、肠蠕动功能减弱。未排气，患者就不能进食，因为其肠蠕动功能还未恢复。因此，一定要注意产妇术后排气时间，产后应尽早在床上适当做些简单的翻身运动。

我的记事

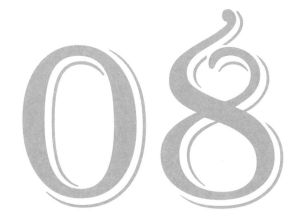

08

产后按摩，想说爱你不容易

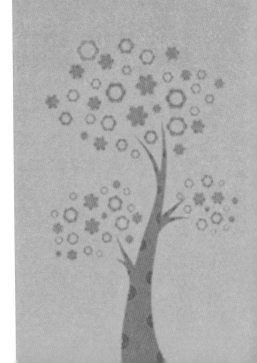

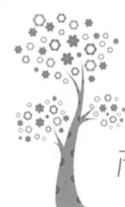

产后按摩，想说爱你不容易

姜琳是剖腹产。在确定了剖腹产的时间后，就打电话给周兰琴大姐，让周大姐手术时就去医院等候。事后，姜琳觉得这个决定很明智。

很多准爸妈都觉得医院有医生、护士，也有家人，月嫂去了也没什么事，但是姜琳事后见人就劝，早让月嫂去。

姜琳是中午的手术。手术结束一推回病房，护士马上就把宝宝抱来让开始哺乳，说要让宝宝早吸奶，这样刺激下奶。而且医院推崇母乳喂养，24小时内不允许给宝宝吃奶粉，所以不允许家属自带奶粉到医院。

姜琳手术后根本无法动，麻药劲没过，人也是晕乎乎的，周大姐扶着宝宝吸奶。姜琳平躺着，周大姐让宝宝靠着乳房一侧，一手托着宝宝，一只手托起靠近宝宝一侧的乳房，让乳头侧过来对着宝宝的嘴巴，再摆动乳头逗弄宝宝，宝宝张嘴寻找，就顺势连着乳晕一起送进宝宝嘴里，吸上了。周大姐说，这可是专门针对剖腹产妈妈探索出来的最轻松的吸奶法，新妈妈可以平躺着，宝宝身体靠着妈妈，旁边人扶着宝宝，三个人都省力。

孩子吸过奶，周大姐也不闲着，屋外天寒地冻的，她担心药水太凉，就去护士站要了个空输液瓶，灌满了开水，用毛巾包上，轻放在姜琳手下，她说，这样进入血管的药水就不那么凉了。太贴心了。

姜琳睡醒一觉，六个小时已经过去，周大姐赶紧让她练习翻身，小心肠粘连！

周大姐说，手术后身体被麻药麻醉过，比较木，为了尽快恢复感觉，可以按摩。于是又给姜琳按摩腿、脚，姜琳的腿慢慢恢复了知觉。

　　周大姐是个闲不住的人，按摩完了腿，又说为了早日开奶，也为了开奶不涨奶，要帮姜琳疏通乳房。于是打来热水，敷乳房，做了一通保健按摩。按摩乳房时，姜琳说，跟宝宝吸奶时一样，都感觉到了子宫的疼痛和收缩。周大姐说，这就对了。

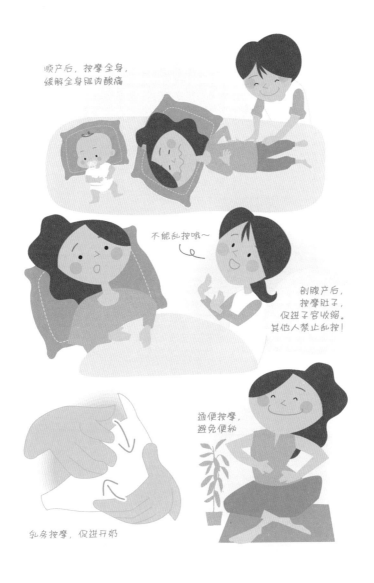

顺产后，按摩全身，
缓解全身肌肉酸痛

不能乱按哦~

剖腹产后，
按摩肚子，
促进子宫收缩。
其他人禁止乱按！

通便按摩，
避免便秘

乳房按摩，促进开奶

周大姐一边做，一边向姜琳讲这样做的原因。按摩肚子，是因为剖腹产没有经历宫缩直接把孩子取出来，所以手术后要按摩肚子、加强宫缩，这样才能快速排出恶露。如果宫缩无力、子宫积血，容易出现产后大出血，一旦大出血就容易危及生命。

第二天拔了导尿管，头一件事起床就遇到了麻烦。全家人都手忙脚乱，姜琳老公俯下身子，直接拉着姜琳的手臂就想把她拽起来，是打算把她胳膊搭他肩上的姿势，一举胳膊就扯了伤口，疼得姜琳龇牙咧嘴。周大姐赶紧接过来进行了正确的演示：要先摇起床头，让妈妈坐起来，然后周大姐整个人俯下身子把双手支在床上给姜琳当拐杖，她让姜琳把手环在她脖子上，然后慢慢起身，姜琳身子直起来，先靠着床边站了一会儿，感觉不头晕，这才挪动脚步。中途如果伤口疼，周大姐会让她停下来做个深呼吸。

另一个幸运，是通乳！有了周大姐勤勉的热敷、按摩疏通，加上不停让小家伙吸奶，第二天晚上初乳就出来了，哈哈，宝宝有吃的了！

周大姐说，生产后，顺产和剖腹产的妈妈都有按摩需求，但按摩是个专业的技术活，搞不好就起副作用。家属不懂的，不能随便乱按；没有专业按摩师资格证的月嫂也是不允许给客户按摩的。

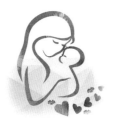

产后按摩好处多

1. 产后按摩有哪些

（1）顺产腹部按摩。顺产后的子宫按摩是为了加速子宫收缩。把手放在肚脐周围，触摸寻找子宫位置，如感觉不到腹部有一个圆形硬块，就需要做子宫环形按摩，以加速子宫的收缩。子宫收缩的同时，恶露也会随之排出体外。由于子宫变硬表示收缩情况良好，所以，顺产的产妇在产后24小时内，应随时按摩，必须做到子宫变硬才能停止。然后按住肚子里的这个小疙瘩，小疙瘩会乱跑，要使劲向下揉开，把疙瘩往肚脐下那个位置揉，帮助子宫复位。

（2）剖腹产腹部按摩。剖腹产后实施腹部按摩可有效促进子宫收缩，减少产后出血，促进胃肠蠕动功能恢复，从而顺利排气、排便，消除腹胀，减少肠粘连的发生。剖腹产按摩按压的位置在肚脐上下的地方，不会碰到伤口。医生护士的按摩方式是一下子直接按到宫底，大多数人会比较疼，但疼痛程度因人而异。自行按摩时可做保健按摩，轻柔画圈即可。

（3）乳房通乳按摩。

① 以一手掌从乳房根部将乳房托起，另一手掌向乳头方向推20次左右。

② 用拇指、食指和中指三根手指垂直胸部夹起乳晕和乳头，轻轻向外拉，随后，双手轮流在乳头轻轻捻转半分钟。

③ 双手围住乳房根部把乳房包住，轻轻地振荡乳房，然后，朝着每只手的手指方向揉动乳房。

以上三法可宣通乳络，活血化淤。

④ 用拇指点按膻中、乳根、足三里、少泽等穴各半分钟，以促进气血化生之源。膻中穴位于胸部，两乳头连线的中点；乳根穴位于乳头直下，第五肋间隙；足三里穴位于小腿前外膝眼下三寸，胫骨前嵴外侧一横指处；少泽穴位于左右手小指指端、小指甲根外缘处。（详见本书《怎么开奶，谁说了算》《我的乳房谁做主》等章节）

（4）通便按摩。新妈妈生产后气血大伤，活动较少，常常出现便秘，引发内火上升、痔疮复发、大便秘结等。

① 双手交替沿肚脐顺时针方向按摩腹部5分钟，剖腹产的女性要注意力度，可在拆线1周后再进行。

② 以拇指揉按支沟、阳陵泉穴，向下按压穴位，并作圈状按摩。支沟穴是治疗便秘的特效穴位，位于手背腕横纹正中三寸处；阳陵泉穴位于小腿的腓骨小头前下方凹陷处。

③ 横擦两侧腰眼部位，至局部产生灼热感为止。

2. 产后按摩的好处

（1）有利于产妇骨骼肌张力的下降和肌酸的排泄，使产妇自行下床的时间提前，进而增进食欲，恢复体力，加快子宫复原和恶露排泄。

（2）可减少产后尿潴留。由于妊娠期膀胱紧张度降低，分娩时产程延长，特别是第二产程延长，产妇膀胱底部受胎头压迫时间过久，形成水肿，阻塞尿道，产后膀胱张力暂时性消失，对充盈不敏感，加上会阴部的伤口使产妇不敢排尿，故易发生尿潴留。而放松按摩可刺激局部血液循环，加快新陈代谢，加速病理产物的吸收和排泄，有利于促使膀胱和尿道消肿，从而引起排尿，避免尿潴留的发生。

（3）减少产后出血。产后出血的主要原因是子宫收缩乏力。子宫收缩乏力的主要防治措施是按摩子宫、压迫止血。产后下腹部按摩，可促进子宫收缩，而早期下床活动以及排空膀胱均有利于子宫收缩，从而减少产后出血的发生。

3. 产后按摩注意事项

（1）产妇腹部按摩后要及时佩戴腹带，以使产后松弛的皮肤迅速恢复张力，促进子宫早日复原。否则，由于皮肤过度伸张造成皮下纤维分离，如不及时采取措施易导致腹壁永久性松弛。

（2）在按摩时必须使用产妇专用的按摩精油（或宝宝抚触油），既可以润滑皮肤、减少手指与肌肤之间的摩擦，同时由于精油的特殊配方可增加肌肤弹性，治疗失眠症，消除疲劳，振奋神经，起到调节产妇情绪的作用。

（3）产后按摩要专业人员操作，做到科学、系统、有效。若按摩的体位不当，手法不规范，则可能引起产妇不适，达不到预期效果。月嫂按摩须持有按摩师资格证。

（4）产后按摩的禁忌症：传染病，感染性疾病和皮肤病；严重的心、脑、肺、肾功能不全；凝血功能障碍；严重的精神疾病。

专家建议

产后按摩可促进产妇尽早恢复，但是也有其适应症及禁忌症，要针对产妇不同的身体状况、分娩方式等情况，选择相应的按摩方法。推拿手法要学好练好是很不容易的，每一种手法都有其操作方法和动作要领。产妇家属若不会按摩，不要轻易乱按。

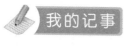

我的记事

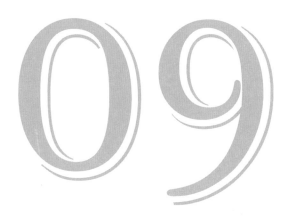

怎么开奶，谁说了算

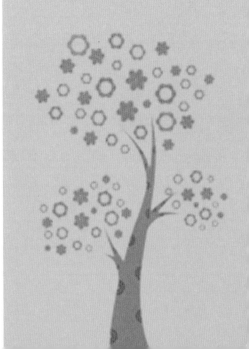

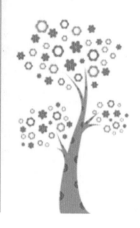

怎么开奶，谁说了算

高敏是周兰琴大姐服务过的最特别的产妇，住的是特护病房。

高敏身份特殊，不消说，在医院享受最好的条件，上至院长下至医生、护士都来过问，护士长不时来病房，生怕有闪失。

高敏生产倒是顺利。故事是从宝宝和妈妈进病房开始的。

坚持母乳喂养，没错！所以，顺产后回到病房的高敏，头一件事就是开奶。

掀开衣服一看，天呐，高敏可是典型的内陷乳头。这情况也不是没见过，周大姐有经验。交代高敏等会儿，起身去了护士站，要了两个大号的一次性针筒。回到病房，高敏妈妈狐疑地看着周大姐。周大姐告诉她，自己之前遇到过各种乳房的问题，处理不当会导致涨奶或者回奶，严重的还会患乳腺炎。高敏是乳头内陷，要把乳头拔出来才能让宝宝吸上奶，如果奶吸不通，出奶后容易涨奶。

周大姐找了一把剪刀，剪去了针筒上的突出部分，针筒成了一个两头通的圆管，她又把针筒内推药水用的推管抽出来，从剪口这头放进去。准备完毕，周大姐洗过手，端来一盆热水，用毛巾将高敏的乳房环绕包起来热敷一会儿，摸摸乳头软了，就用针筒没剪过口的平滑那头对准乳头，轻轻拉动推管抽空管内空气，乳头慢慢被吸进了针筒。周大姐专业地用中指、食指卡了一下，乳头突出的长度合适了，停止了拉管抽气。她告诉高敏，就这么停留十分钟，坚持做，乳头就慢慢出来了。如果宝宝吸奶时乳头还是缩进去，可以套奶瓶上那种奶嘴儿或者乳盾给宝宝吸，这样可以避免宝宝吸不住乳头，也可以避免宝宝吸的方式不对造成乳头皲裂。

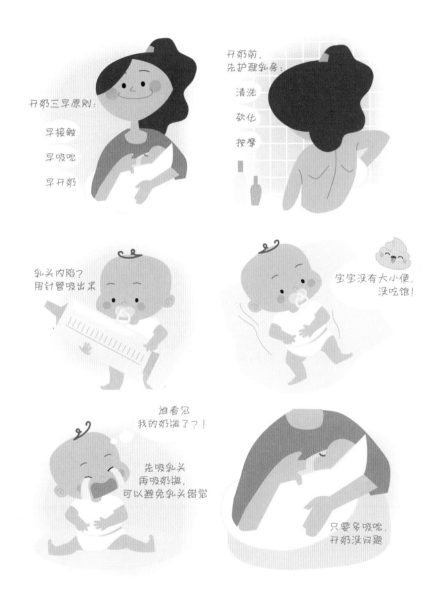

开奶三早原则：

早接触

早吸吮

早开奶

开奶前，
先护理乳房：

清洗

软化

按摩

乳头内陷？
用针管吸出来

宝宝没有大小便，
没吃饱！

谁看见
我的奶瓶了？！

先吸乳头
再吸奶瓶，
可以避免乳头错觉

只要多吸吮，
开奶没问题

拔了十多分钟，周大姐轻轻取下针筒，趁乳头仍然突出，抱来孩子再次吸吮。周大姐一边做一边告诉高敏，先用乳头逗弄宝宝嘴巴，等宝宝条件反射张开嘴巴寻找时，顺势把乳头及大部分乳晕一起放进宝宝嘴里，含住乳晕才不容易吸破乳头，而且吸吮效率高，宝宝更容易使得上劲；让宝宝肚子贴着妈妈的肚子，宝宝下巴靠住乳房，固定姿势，乳头就不容易脱落出来，注意鼻子要离开乳房，以免影响宝宝呼吸……现在还没开奶，一定要频繁地让宝宝吸奶，刺激妈妈大脑的泌乳反射，早日开奶。此外，吸吮也可以刺激子宫收缩，促进妈妈身体恢复，更重要的是，不停地吸吮，可以培养起宝宝对乳头的认同感，有利于纯母乳喂养的实现。

　　周大姐每隔两小时就准点让宝宝吸奶十几分钟，替高敏按摩乳房，还教高敏如何躺着喂奶、如何坐着喂奶，她说新妈妈都很累，宝宝吃奶的时间都很长，能躺着喂就躺着喂。

　　在宝宝勤奋的吸吮下，高敏在生下宝宝的第二天顺利下奶了。高敏听到宝宝吞咽的声音，拔出乳头一看，宝宝嘴唇上还沾着点乳黄色宝贵的初乳呢，呵呵！看来多吸就是有好处啊！

　　进入到第三天，宝宝很勤勉，即便每次吸不出多少乳汁，依然"吧唧吧唧"不停地吸，吃累了就睡。大家都觉得很好，宝宝很乖，开奶也很顺利。

　　可是到了晚上，周大姐觉得不对劲了，宝宝出生第三天了，一次小便、大便也没有，纸尿裤就一直没换过，按理说，吃饱的宝宝应该尿尿、排便，不尿不便，莫不是没吃饱？是不是得考虑加点水和奶粉？

　　周大姐把她的疑问告诉了高敏。护士长来时，高敏问了问，护士长说，宝宝吸奶时间够长了，又不哭闹，肯定是吃饱了，不用加奶粉，而且纯母乳喂养多好啊，不要给宝宝搞出错觉来，只认奶粉不认母乳就不好了。

　　护士长走后，高敏对周大姐说，貌似护士长说得也有道理啊。周大姐说，孩子不排尿、不排便也是个问题，至于奶水和奶粉的错觉，是可以避免的，周大姐有办法——每次给宝宝喝水和喝奶粉之前都让宝宝先吸乳

114

房十几分钟，再让宝宝吸几分钟的水或者奶粉，刚出生的孩子感觉不敏锐，吃完了还没反应过来，就不会产生错觉。

听周大姐这么一说，高敏和妈妈觉得周大姐的办法很周到，就接受了周大姐的建议。于是周大姐让宝宝先吸了十多分钟高敏的奶后，再让宝宝用奶瓶喝了几口温水，看来宝宝真渴了，奶嘴儿拔出来了她还在找呢。周大姐让高敏和妈妈看，她们都笑了，这小家伙果真是又渴又饿，可是她为啥不哭呢？真是个笨丫头！高敏又好笑又好气地笑骂宝宝。

过一阵，周大姐用同样的办法又给宝宝喝上了新生儿奶粉。高敏临睡前，周大姐打开宝宝的纸尿裤，笑着说，终于尿尿了。

半夜里，周大姐起来看宝宝，绿大便也拉了。

三天后，一切正常，高敏的母乳已经够宝宝吃了，奶粉停掉。

后来，高敏在网上发生产经验贴，告诉大家——

开奶下奶的王道就是——吸！

纯母乳喂养并不是要完全杜绝水和奶粉，过渡时期要灵活处理，不能太机械！

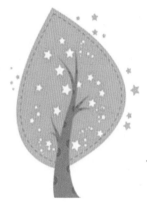

不喂奶，别勉强我

张子涵是个八零后，独生女，掌上明珠，是聂娇大姐的客户。

生完孩子后，张子涵就成了两个大家庭的大功臣。

公婆、爸妈、老公，外加姥姥、姥爷，都觉得她还是个孩子呢，就担起了为这个家传宗接代的重任，觉得她已经很乖、很懂事、很不错了。其他的，都不重要。所以，生完宝宝后，家里人简直是轮番上阵，嘘寒问暖，呵护备至。一致指出：只要她安心养身体，带宝宝的事家里人都包了，不用她操心！

可是头一件事就是家里人代替不了的——开奶！

也许，子涵并没有那么娇气，而是家人的过度呵护让她起了逆反心理。护士抱了刚出生的宝宝来，让吸母乳，子涵说，疼，不喂！

家里人都愣了。没有一个敢说话的。

聂大姐说："子涵，母乳喂养有利于你将来身材恢复，对宝宝也是很好的……"

"又不是你喂，又不是你疼，谁不怕疼谁来喂！"子涵没等聂大姐说完就抢白开了。

"好好好，不喂就不喂！有的是奶粉。那么多宝宝都是吃奶粉长大的，咱家的也能！"子涵妈妈开了口。

聂大姐觉得就这样不喂太可惜了，就试探说："要不咱试试？并不是每个喂奶的妈妈都会疼。如果不疼的话咱再继续好吗？"

子涵顿了一下，说："就是不疼，那不也很麻烦吗！他们都说这个孩子他们带，那还要我喂奶干啥？"

"宝宝可是你的啊，他只会找妈妈！你现在还体会不到当妈妈的乐趣。喂奶，你才会跟他建立起一种亲密的母子关系来。而且，你不想将来恢复个好身材吗？我一定会很细心很小心，尽量不让你受苦……"

好说歹说，子涵才同意试试，把全家人高兴坏了。于是聂大姐准备开奶。家人一听说要准备开奶，都纳闷，还要怎么准备？聂大姐说，就是检查、清洗和护理乳房。打好温水，聂大姐照例用她的"一看二摸"法检查了子涵的乳房，乳头形状很好，乳房也没有硬块，于是毛巾热敷乳房。热敷完后，聂大姐又做了个简单的开奶按摩，方法是先捏住乳晕及乳头抖动，因为子涵妈妈在旁边看着，聂大姐就告诉她，这是开乳窦，乳窦像是水龙头的总开关，这里不开，下奶了乳汁流过来就会堵上。第二步是开乳腺，用手指从乳房根部向乳头方向捋，疏通乳腺管，打通奶水流过来的通道；第三步是激活整个乳房，双手捧住乳房轻微但快速抖动，这个做法，产妇自己平时也可以做，可以避免积奶。做完这些，趁着乳头护理后是软的，马上给宝宝吸上。

在聂大姐的精心护理下，子涵的母乳喂养进行得很顺利。全家人别提多感激聂大姐了。

事后子涵和聂大姐聊天时说，她其实并不是排斥喂奶，就是家里人过度关心、感恩戴德的模样惹得她心烦。呵呵，看来关心过度是有副作用的啊！

聂大姐说，子涵还算好，好歹坚持了母乳喂养。现在的年轻妈妈娇生惯养的不少，父母把什么都替她们准备好了，只差连孩子都帮她们生。所以，也遇到过那种特别娇气不愿意喂奶的。

确实，作为母亲，有权选择是否母乳喂养。但谁都知道母乳喂养的好处，对于坚持不接受母乳喂养的，对聂大姐她们来说，也没有办法。只是，尽量促成母乳喂养，护理出健康自然的宝宝和妈妈，才是最有成就感的事。

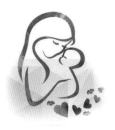# 开奶常识和禁忌

1. 开奶

通过热敷按摩、饮食调理等方法使新妈妈第一次哺乳得以顺畅进行的过程叫作开奶。就具体行为来说，"开奶"，就是新生儿降临人间以后开始的第一次喂奶。

2. 早开奶的原因

"开奶"早些好还是晚些好，近年来有不同的看法，以往人们为了让产妇和婴儿能得到充分的休息，主张晚些"开奶"，一般要产后24~48小时才给孩子喂奶；对早产儿甚至更晚一些。但近年来，国外一些学者认为，早开奶对母亲和婴儿都有好处，我国产科和儿科学者也持同样的看法。如果生孩子后不早些喂奶，脑垂体得不到刺激，泌乳素就不分泌，时间长了，即使婴儿再吮乳头，脑垂体也就没反应了，或者奶量很少。有些母亲很想给孩子喂奶，但就是因为开奶太晚，以致回奶，想喂也不成了，这是很可惜的。此外，吮吸乳头也可以使子宫收缩，减少产妇产后出血，促进子宫恢复，对于防止或减少新生儿生理性体重下降，帮助宝宝尽快排胎便，避免出现新生儿黄疸等，都是非常有好处的。

所以必须要尽早哺乳，形成神经反射，增加乳汁的分泌。

3. 开奶时间

出生后半小时，宝宝就要享受人生的第一顿美餐了。

最初，乳汁的量非常少，并且含有轻泻成分，能使宝宝体内的胎便完全排出。胎便是宝宝胎儿期积存在肠管中的粪便，大约在他出生后1~2天排出，如果不完全排出就会使宝宝血液变得混浊，血液循环受阻，影响宝宝的健康。

乳汁的产生是由神经和激素调节控制的，宝宝的吸吮可使妈妈乳头神经末梢受到刺激，通知大脑快速分泌催乳素，从而使乳汁大量泌出。

如果不尽快开奶，就会影响正常泌乳反射的建立，使乳汁分泌越来越少，同时也不利于妈妈子宫的恢复。因而，要保证宝宝在出生后半小时就开始吸吮乳头。

4. 开奶禁忌

（1）开奶前不要给宝宝喝糖水。传统的方法是，在开奶前总是给宝宝先喂一些糖水，民间称之为"开路奶"。为什么要在开奶前先喂饮些糖水呢？这是因为以前宝宝开奶时间迟，要等宝宝出生后12小时才开始喂奶，这期间怕宝宝饿坏，发生低血糖，于是，便在宝宝出生后6小时喂些糖水，然后过6小时再开奶。但现在的观点认为，提前给宝宝喂糖水会影响母乳喂养，糖水比母乳甜，宝宝若喝惯了糖水，会影响婴儿对母乳的兴趣。所以，现在提倡开奶前尽量不给宝宝喂糖水（糖尿病妈妈的宝宝除外，八斤以上的巨大儿请遵医嘱）。

现在提倡"早接触、早吸吮、早开奶"的"三早"原则。当新生儿降临人间后半个小时便可开始母乳喂养，最晚也不能超过6小时。这样，宝宝就不会发生低血糖，也就没有必要在开奶前喂糖水了。当然，特殊情况除外。在奶水不足，乳头下陷、剖腹产的情况下也要坚定母乳喂养的信心。哪怕是部分母乳喂养，也能对婴儿健康成长起到良好的作用。

（2）不提倡用奶瓶和橡皮奶嘴喂奶，甚至将它们当作"安慰物"。因为这会减弱婴儿的吸吮力以及对母亲乳头吸吮的兴趣，还会增加受感染的危险，所以提倡用杯子和汤勺喂。如果用奶瓶开喂的，要选择小号小孔奶嘴，以免呛着宝宝，也可避免宝宝因为过于容易吸出而不再用力吸妈妈的乳头。

（3）开奶前，不要吃猪蹄黄豆汤、鲫鱼汤这类催奶食物，以免引起涨奶和奶结，不利于产奶和母乳喂养。开奶后，要多吃蔬菜水果，补充充足的水分。

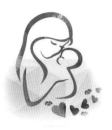

关于开奶的误区

误区一：没下奶就不要让宝宝白费力气

疼爱宝宝是为人母的天性，新妈妈往往不舍得看着宝宝饿了而不给他奶吃。自己还没有下奶，怎么办呢？就喂奶粉吧！于是宝宝在最初几天里就舒舒服服地喝奶粉，可等妈妈下了奶宝宝就再也不肯接受妈妈的乳头了。

婴儿只要吃三次奶嘴就可能造成乳头错觉，有的婴儿甚至吸一次奶嘴就会形成错觉。所以不要认为没有下奶就让婴儿吸吮乳房是白费力气，这恰恰是最好的催奶方法，只有婴儿的吸吮才能激发妈妈的母爱并启动体内的"泌奶程序"。

误区二：奶水不够，就添配方奶吧

因为无法确认宝宝到底吃下去多少奶，许多新手妈咪都会担心自己的奶水不够婴儿吃，担心婴儿会营养不够，于是就给婴儿加了配方奶。而更大的问题在于，一些妈妈先给宝宝吃奶粉，然后再喂母乳，造成宝宝不努力或不愿意吸母乳。

妈妈的泌乳系统是很奇妙的，宝宝把乳房吸得越空，下次分泌得就越多，因为脑垂体接收到的信号是"需要更大的产量"。如果情况相反，宝宝每次都吃不完这么多，那么大脑就会认为产量"供大于求"，以后就少分泌点。

如果妈妈觉得喂完两侧乳房，婴儿似乎还没有饱，也不要马上就给他加奶粉。正确的做法是让婴儿再换回先喂的那一侧，让宝宝再次吸吮。这样左边换到右边，右边再换到左边……只要婴儿肯吸就让他尽情地吸吮，这样可以刺激妈妈下奶，使宝宝能吃到足够的奶水。随着哺乳时间的延长，妈妈的奶会越来越多。

如果婴儿不肯再吸了，或是吸几口就哇哇大哭，那么说明奶水真是吸不出来了，此时才应该给婴儿添加配方奶。添加的时候不要一次喂得太多，应该一次只加10毫升，不够再添10毫升。新生儿的胃容量仅为30毫升，不要人为地把婴儿的胃口撑得很大。

误区三：婴儿太累了，奶嘴孔扎大点

为了喂养时便于操作，许多新手妈咪会在自己奶水不足的时候给婴

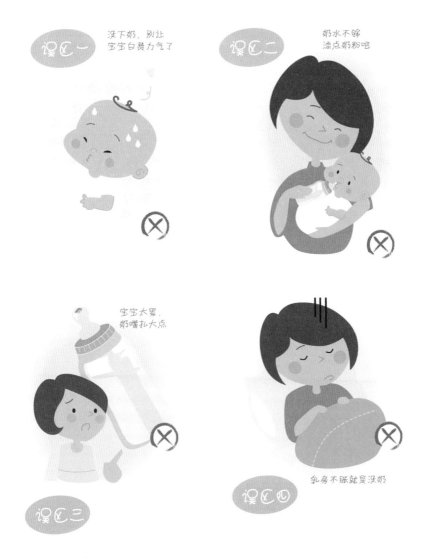

儿用奶瓶。有些专家认为，现在的妈妈普遍产假较短，让宝宝既适应妈妈的乳头也适应奶嘴不失为一个好方法，他们还建议母乳喂养的妈妈能坚持每天把奶吸到奶瓶里喂宝宝1~2次。

而这些用奶瓶喝母乳或是混合喂养的婴儿一定要使用小圆孔的奶嘴或是低流量的奶嘴。有些老人看到新生婴儿的奶嘴孔很小，倒置了也只能极缓慢地滴下几滴，自己去吸一下似乎很难吸出来，于是就自己用针去多扎几个孔。这种做法是非常不可取的！同时还要指出的是，不应该使用十字奶嘴和高流量的奶嘴。如果让宝宝喝得太顺畅，他就不肯再卖力地去当妈妈的"吸奶器"了。

误区四：乳房不胀就是没奶

妈妈觉得自己的乳房不胀，就认为自己没奶或是奶少。有时候婴儿吸了一会儿之后，胀感消失，妈妈就觉得自己的奶被吸光了，急着为宝宝换一侧或是改喂奶粉。其实，这时候妈妈的乳汁还是挺充盈的，完全可以让婴儿继续吸。

新手妈咪住院期间可能会遇到这样的情况，自己认为还没有开奶，乳房一点也不胀，可是护士来一检查，用手一挤就有奶水射出来。这说明，不感觉奶胀并不代表无奶，可能只是妈妈没有觉察到。

妈妈可以通过观察宝宝吸奶情况判断自己是不是有奶水，即只要喂奶时可以听见宝宝的吞咽声，就说明婴儿能够吃到奶水。开始哺乳时，婴儿可能吸1~2口就咽一次，到后来可能吸5~6口才咽一次，只要宝宝愿意吸吮，完全不用去打扰他。要是宝宝吸着吸着睡着了，就要想办法把他弄醒，养成吃饱了再睡的好习惯。

所以，当婴儿发出"饿了"的信号、妈妈还没有感到奶胀时，可以先让婴儿吸吸看哦。

如果确实是母乳不足的话，也应该先喂母乳后喂配方奶，多吸乳头少吸奶嘴，避免宝宝发生乳头错觉。

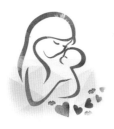

"阳光大姐"开奶秘籍

1.饮食

开奶前饮食要清淡，最好只吃流食，逐渐过渡到半流食。

2.遵循"早接触、早吸吮、早开奶"原则

产妇进病房半小时内就让宝宝吸奶，2~3小时吸一次（建立泌乳反射规律），每次每侧吸5~10分钟，双侧共吸20分钟即可，因为10分钟内乳房内80%的乳汁已经被宝宝吸出。

3.聂大姐开奶护理法

（1）开奶前先观察乳房和乳头，再用手摸摸有无硬块或者异样。

（2）"两指揉捏法"先开乳窦（乳头下方乳晕上的小点即乳窦，是掌控奶水流出的总开关）：用拇指和食指捏住乳晕上的乳窦往乳头方向捏揉，每次每侧50~100下。

（3）"十字交叉法"开乳腺：两手的食指和拇指张开呈十字交叉状，从乳根往乳头方向捋乳房。每次每侧50~100下。

（4）"米字法"开乳腺：在"十字交叉法"的基础上，加上其余三指，一起轮流从乳根往乳头方向捋。每次每侧50~100下。

（5）"振荡法"激活乳房，刺激泌乳：双手从乳根上捧起整个乳房，高速震荡，刺激泌乳。产妇自己做，则一手一个乳房，轻握做上下运动。每次每侧50~100下。

4.问题乳房的护理

（1）乳头内陷及平乳处理：可在母婴店购买乳头纠正器，在宝宝吃奶前大约10分钟，擦洗干净乳房，清洁双手，把乳头纠正器消毒后吸到乳头上，力度一定要让产妇自己掌握，刚开始纠正时力度要小些，慢慢

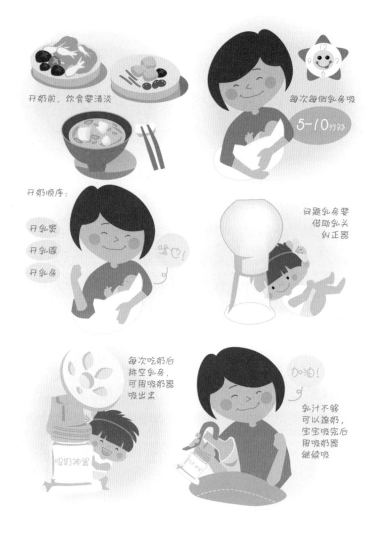

加大力度，每天坚持，可改善乳头内陷和平乳。

（2）乳头皲裂：乳头内陷常伴随乳头皲裂发生。每次吸完奶后可抹乳头皲裂霜保护。

（3）山楂乳：俗称大乳头。可将大口径奶嘴套在乳头上，帮助宝宝含住乳头。

（4）小乳头：可将小口径奶嘴套在乳头上，帮助宝宝含住乳头。

5. 喂奶前的准备

每次喂奶前，先用净手揉捏乳晕和乳头，使之软化，宝宝方能吸得住乳头。

母乳储藏在乳房中是有顺序的，最接近乳头的位置是水，中间部分是蛋白质，最后边是脂肪。所以，喂奶前可捏捏乳晕乳头，既可以软化乳头和乳晕，又可以挤掉一些水分，让宝宝喝上高质量的奶水。

6. 吸奶器的使用

（1）解决积奶涨奶：涨奶时可用吸奶器先吸出来留给宝宝以后吃。

（2）母乳不足时可以追奶：在每次喂完奶后，一定要注意排空乳房，如果宝宝吸完双侧乳房还要吃，那说明双侧乳房的乳汁不足，这时要一边给宝宝添加奶粉，一边追奶。追奶时用吸奶器在宝宝吸空的乳房上再次进行吸吮，增强大脑泌乳反应，增加奶量。

另外，家人要多鼓励产妇，不要施加压力，产妇心情好、睡眠好、饮食好，开奶才顺利。

母乳是婴儿必需和理想的食品，也是最安全的婴儿食品，其所含的各种营养物质最适合婴儿的消化吸收，所以应大力提倡和鼓励母乳喂养。下奶需几天时间，母亲一定要耐心等待；护理人应多给她们鼓励和支持，并尽早地向乳母讲解早期母乳喂养的常识，用科学的方法来消除她们的紧张心理，使母乳喂养取得成功。

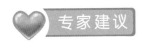
专家建议

婴儿出生后，应母婴同室，做到早接触，早吸吮，推荐母乳喂养，按需哺乳。重视产妇的心理呵护，并且指导新妈妈采取正确的哺乳方法。建议产妇于产后半小时内开始哺乳，此时乳房内乳量虽少，可通过新生儿吸吮动作刺激泌乳。哺乳的时间及频率取决于新生儿的需要及乳母感到的乳胀情况。

我的记事

10

我的乳房谁做主

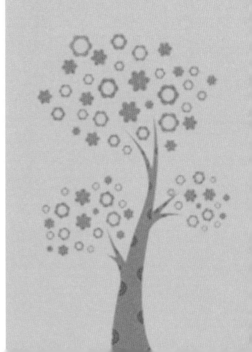

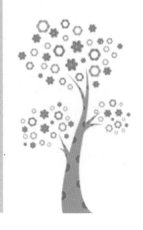

我的乳房谁做主

凌寒觉得自己快崩溃了。

剖腹产后6小时，宝宝及时吸奶了，说是为了促进早下奶。

但是，医院同时也免费赠送了一罐奶粉，说是开奶前给孩子吃的。

宝宝吃了三天奶粉，凌寒才下奶，再给他吃，宝宝已经不吃妈妈的奶了。凌寒不知道乳头错觉这个事，孩子不吃她的奶，就饿他，饿得哭，老公又不愿意了，一来二去俩人就"掐"上了。

吵架的另一个原因，是宝宝一出生发现是新生儿斜颈，脖子不能往右边扭，每次吸凌寒左边的乳房孩子就哭，孩子一哭，大家就急。所以，一开始，左边乳房就被吸得少，开奶不久就涨奶了。只能拿吸奶器吸出来给宝宝吃，很费劲。有剖腹产的伤口，还要吸奶，总是奶没吸干净凌寒就累得大汗淋漓了。

面对这种情况，老公也着急，不注意说话语气，总是惹得凌寒哭，还没出院，凌寒左边乳房动不动就石头似的硬邦邦的。最后，还是得了乳腺炎！

入院时觉得在医院没什么事，就没让预定月嫂周兰琴大姐去医院，直到出院回家，周大姐才去家里伺候月子。

这时，凌寒已被每天的挤奶作业搞得狼狈不堪，自己休息不好，孩子也吃不好。加上生完孩子后不断出汗，一回家，凌寒就自己洗了个热水澡，不料竟发起烧来，孩子交给周大姐，凌寒又被老公拉着去了医院。一路上老公的抱怨、身体的不适、孩子的麻烦，惹得凌寒非常郁闷。

凌寒很绝望，生孩子之前虽然大着个肚子，可还是活蹦乱跳一正常人，没想到孩子一出生，自己这么措手不及，完全无法掌控局面，仅乳房、喂奶这些事，就已经足以摧毁她了。

绝望的心情，悲催无奈的日子，熬！明明知道心情不好会加重乳腺炎，可是凌寒无法控制自己的情绪。

周大姐来后，每天给凌寒按摩乳房，教给凌寒正确的喂奶方式，帮助她挤奶。凌寒挤奶累了时，尤其晚上累得眼睛都睁不开时，总是想破罐子破摔，不挤了，睡过去吧！左边乳房的肿块消不下去，乳腺炎时好时坏。老公打听了个推拿医生，每晚接到家里来给凌寒按摩乳房。大盆的开水，数条毛巾交替热敷，然后女大夫毫不留情地开始推拿，凌寒觉得乳房里喷出的乳汁几乎溅到天花板上了，疼得大呼小叫！

周大姐看凌寒这样痛苦，就托人找了五年以上的仙人掌，把仙人掌挑了刺去了皮捣烂，加鸡蛋清调匀，给凌寒敷乳房；后来又用芦荟，也是去皮捣烂，加了盐敷。

周大姐一边嘱咐凌寒要坚持敷，一边开导她：宝宝的斜颈好了很多了，他爸每天既要送宝宝去医院理疗，还要接医生来家里按摩，还要上班，还要支使他买这样买那样，宝宝和妈妈的身体都有问题，估计他也是既没有经验也很紧张，大家要彼此体谅，尽量不要生气，不然对自己身体不好！心情不好，乳腺炎很难治愈，受苦的还是女人自己。

这些凌寒都知道，也很想尽快好起来。心里多么羡慕人家那些生了孩子顺顺当当的妈妈呀。

可是，无情的现实是，孩子总是吸右边乳房，右边乳头被吸破了，钻心地疼！每次喂奶前又得带上一个乳盾来保护乳房，宝宝却不会吸乳盾了。

孤单无助加绝望，凌寒觉得，上天在考验自己，所有的痛都是自己一个人在承受，没有人能真正帮得上忙！像周大姐说的，得靠自己！

趁周大姐随老公带孩子去医院、公婆都出门的空档，凌寒一个人在家，关起所有的门窗，将音乐声放到最大，开了水龙头，痛痛快快地大哭了一场！让所有的委屈、无助和绝望都随眼泪流了吧，从此后再不怨天尤人了，做妈妈的人，一定要自己先坚强起来！要坚强地面对所有的问题！

是的，之前，凌寒的消极和任性，令所有人都不知所措，洗澡洗出毛病，不想挤奶就不挤，最后给自己和家人带来了更大的麻烦。但是大家包括周大姐都在积极想办法帮助她解决这些问题。凌寒觉得自己已经把路走绝了，撞了南墙必须回头，换个方式来看待问题和解决问题！

凌寒决定积极配合周大姐的安排，重新开始。首先是配合周大姐用心挤奶，每次把奶水挤空，扔掉乳盾！停止哺乳一天，让皲裂的乳头休养生息。晚上周大姐不在，凌寒一旦觉得乳房胀满了，就赶紧爬起来挤奶，一晚上喂奶加上照顾宝宝，睡不到三个小时，每次喂奶时，孩子一边吃，凌寒一边打瞌睡！还得继续敷仙人掌！白天周大姐帮助热敷和按摩，她就跟周大姐聊天，说说那些高兴的事。跟闺蜜们打打电话，倾诉自己无奈的月子生涯！

女人的乳房，这个那么隐私和敏感的东西，如今却是宝宝的"粮袋"，交给宝宝不行，交给医生不行，交给月嫂也不行，能做得了它的主的，还是你自己——女人！母亲！

出满月时，凌寒左边乳房的硬块已经小了很多，乳头皲裂也好了。宝宝斜颈理疗早已结束，可以正常吸左边乳房了，完全纯母乳喂养，长得很胖！

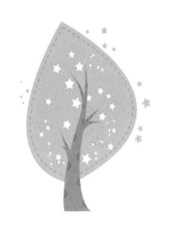

教我如何不堵奶

张帆30岁这年生老二。段美大姐伺候她坐月子。

一见面张帆就告诉段大姐，她26岁那年生老大，老是堵奶，结果搞成乳腺炎。月子里为这事平均一周要去一趟医院，痛苦死了。这回，她就全指望段大姐了！段大姐笑着说，没堵过奶的妈妈几乎没有，妈妈堵奶多多少少都会发生，所以，从开奶护理到下奶护理，都会格外小心，也会教给她一些手法，一旦遇到情况可以自己应付得来。

段大姐观察并摸了摸张帆的乳房，没有硬块和其他什么异常，就告诉张帆：你只要保持心情愉快，我保证你不堵奶！

张帆乐呵呵的，段大姐说啥都听。段大姐多老练啊！心情和信心比生理更重要，更何况张帆身体、乳房都健康。她心里有底，没问题！

头一条，"三早原则"：早接触、早吸吮、早开奶，外加宝宝勤吸吮。

张帆顺产，从产房回到病房，休息半小时，段大姐就用温水替张帆擦洗干净乳房，轻轻揉软了乳头，让宝宝吸奶。一边吸了五分钟。段大姐说，循序渐进，慢慢增加吸奶时间。每两小时吸一次。

吸奶过后，段大姐教给张帆两招简单的通乳小手法：

一、颠乳法：双手的外侧小鱼际紧贴两侧乳根，托起乳房做颠乳动作，每次10下左右，可以通乳腺。

二、抖乳法：双手五指捏住乳晕，上下抖动，每次10下左右。可以消散积奶。如果感觉宝宝吃完奶没吸干净，就可以自己做，避免堵奶。

张帆下奶很顺利，但是奶黄稠。询问过她的孕期饮食习惯后，段大姐知道了，她吃肉多，不爱喝水，导致奶稠。太稠的奶宝宝吸起来吃力，不容易吸空，自然容易堵奶，所以要在饮食上多加水。

于是，段大姐调整了张帆的饮食计划，在医院期间，上午喝两杯红糖水、一碗汤，下午多加一顿汤。十天过后，每天喝4~5杯白开水。尽量避免大鱼大肉，多吃蔬菜和水果，营养均衡、科学合理。

这样下来，张帆整个月子没有得乳腺炎。有三四次堵奶，有段大姐在，每次先帮她把积奶挤出，进

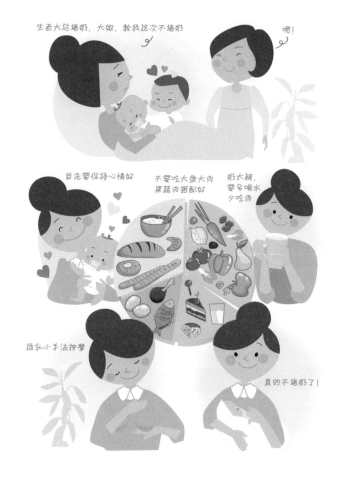

行热敷，敷完轻轻按摩和赶搓肿块部位的积奶，再使用"颠乳法"和"抖乳法"，几乎每次堵奶都能及时排除，再没去过医院。

段大姐说，有些人天生奶稠，也跟常年的饮食习惯有关。储存在乳房里的奶有三种：接近乳头部分为前奶，主要是水分；中间部分主要是蛋白质，是精华；后边部分主要是脂肪，奶水充足的妈妈，后奶脂肪部分不容易被宝宝吸空，就容易积奶。如果宝宝胃口好，吃空了，吃多了，又容易引起母乳性腹泻。所以要根据妈妈和宝宝的身体情况科学把握。

段大姐离开后，张帆一旦有积奶预兆，就按照段大姐教给的办法去做，再没有发生问题。

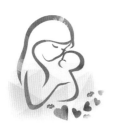

产后乳房护理及保健

1. 乳房常规护理

（1）乳房清洁护理。产后乳房开始分泌乳汁，加上自身排出的汗液可能会在乳头周围形成一层垢痂，所以在第一次哺乳前妈妈们应先清洗乳房。将清洁的植物油涂在乳头上，等乳头的垢痂变软后再用温水擦洗乳房、乳头及乳晕。

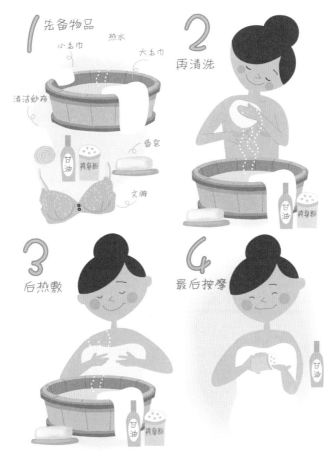

"阳光大姐"乳房护理流程

1. 准备工作：大毛巾一条、小毛巾两条、清洁纱布两块、香皂一块、爽身粉一盒、甘油一瓶、热水、干净胸罩一件。

关好门窗，净手，脸盆内注入热水（温度41℃~43℃），放入毛巾。产妇脱去上衣，躺下，胸部盖上大毛巾。

2. 清洁乳房：露出右侧乳房，将小毛巾浸水，抹上香皂，以顺时针方向自乳头向乳根方向擦洗乳房，动作要轻柔。用清洁湿毛巾将皂液擦洗干净，用大毛巾擦干乳房。

同样方法擦洗左侧乳房。

3. 热敷乳房：换一盆干净热水，水温50℃~60℃，可依气温酌情调整水温。

露出胸部，用大毛巾从乳下2寸盖好。将湿热毛巾覆盖两个乳房，保持水温，最好两条毛巾交替使用，每1~2分钟更换一次毛巾。如此敷8~10分钟即可。注意皮肤反应，避免烫伤，最后用大毛巾擦干并盖上乳房。

4. 按摩乳房：露出右侧乳房，将清洁纱布置于乳头上，预防乳汁流出。将爽身粉倒在手上搓匀，双手分置乳房根部，顺时针按摩1~2分钟。具体做法如下：

① 一手固定乳房，另一只手根据乳腺分布的位置，由根部向乳头以螺旋状按摩1~2分钟。

② 一手按住乳房，另一只手由乳房根部用手指的力量向乳头挤压按摩。

③ 双手分别放在乳房两侧，由根部向乳头挤压按摩。

以同样方式按摩左侧乳房。

5. 按摩后将少量甘油倒在右手指尖处，左手拇指与四指分开固定在乳晕周围，右手指将乳头往外牵引数次。

用毛巾将爽身粉擦干净，穿好胸衣，整理好物品。

（2）喂奶方法要正确。

遵循"喂奶三贴"原则：胸贴胸、腹贴腹、下颌贴乳房。

① 喂奶前的准备：

给宝宝换上清洁尿布；备热水和毛巾，产妇洗手，用温热毛巾清洁乳房；乳房过胀应先挤掉少许乳汁，待乳晕发软时开始哺乳。

②喂奶姿势：坐式、侧卧式、环抱式等。

以坐式为例——

坐姿：产妇坐在靠背椅上，背部紧贴椅背，两腿自然下垂到地面，哺乳一侧的脚可踩在小凳子上，抱宝宝的胳膊下垫一个专用喂奶枕或家用软枕。

抱姿：产妇用前臂、手掌及手指拖住宝宝，使宝宝头部与身体呈直线。将宝宝身体转向产妇，面向乳房，让宝宝的胸对着自己的胸，宝宝腹部贴着自己腹部，宝宝的鼻尖对准妈妈的乳头。同时，产妇的另一手呈"C"形托起乳房，或者食指与中指呈"剪刀状"夹住乳房（奶水喷涌过急时好用）。

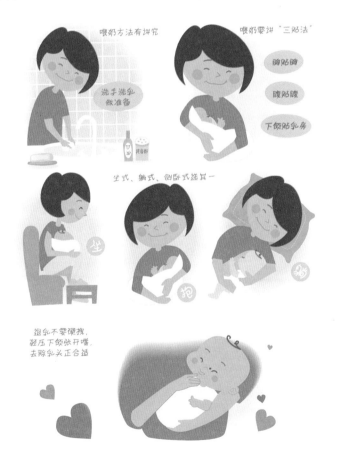

喂法：妈妈托起乳房，用乳头逗引宝宝的下唇，在宝宝张口最大时，将乳头连同大部分乳晕一起送入宝宝的嘴里。这样可有效防止乳头皲裂。

退乳：哺乳结束后，在宝宝停止吸吮时，轻轻用食指按压宝宝的下颌，使空气进入口腔，消除负压；再轻柔地将乳头从宝宝口中移出。应避免在宝宝吸吮的过程中强行将乳头拉出，这样易使乳头破损。喂奶时应两侧乳房交替进行，以免引起两侧乳房不对称。

护乳：乳头退出后，挤出一滴奶涂在乳头周围并晾干，使乳汁在乳头周围形成保护膜，可以预防乳头皲裂的发生；如已皲裂，也可促进皲裂伤口愈合。

（3）合理的营养饮食。产后妈妈们要注意营养的均衡摄取，尽量不挑食。主食要比怀孕晚期增加一些，还要多吃蛋白质含量丰富的食物和蔬菜、水果。有些妈妈不满意自己臃肿的身材，急于节食减肥，其后果可能使乳房组织受累，导致乳房缩小。哺乳期间妈妈们还要远离汽水、巧克力、冰淇淋、茶等含咖啡因的食物，它们会加重乳房的肿胀感，使妈妈们感到不舒适。

乳房护理小贴士

增加豆类食品的摄入对乳房的保养大有裨益；种子、坚果类食物含丰富蛋白质，如杏仁、核桃、芝麻等，可使乳房组织更富有弹性。

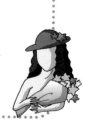

（4）每天进行乳房保健按摩。一手一个乳房，轻握做上下运动。每次每侧50~100下。

按摩乳房的动作要细致认真，不可乱揉乱搓，以免伤到乳房。此法可促进乳房的血液循环，防止乳房松弛下垂。

（5）选择合适的内衣。妈妈们要选择舒适的棉质内衣，避免刺激性的衣料直接与身体发生接触。胸罩不可过松或过紧，要选择柔软棉质、方便哺乳的。每天应更换干净的内衣，保持乳房清洁。不要选择有塑胶边或支撑的胸垫。宝宝断奶后可以穿产后塑身专用胸罩，以有效托高乳房。

（6）产后健胸操。产后及时进行胸部肌肉锻炼，可使妈妈们的乳房看上去坚挺、结实而丰满，这是最有效、最经济的方法。但健胸运动并非一日之功，长期坚持效果才明显。妈妈们可在产后每天坚持做简单的扩胸运动，帮助锻炼胸部肌肉。哺乳期间每天可适量做仰卧起坐、俯卧撑和举哑铃等运动，以减少腹部、腰部、臀部的脂肪堆积，还能有效防止乳房下垂，使妈妈们的体形更健美。

2. 产后常见乳房问题的护理

（1）乳头疼痛（乳头皲裂）。乳头疼痛多是由于乳头皲裂引起的，主要表现为乳头表面有大小不等的裂口和溃疡，或皮肤糜烂。乳头破损主要是由于新妈妈乳头娇嫩和宝宝含乳头不当两方面原因造成的。

乳头皲裂轻者可继续给宝宝哺乳，喂奶时从损伤轻的一侧开始，以保护皲裂严重的一侧。严重者要停止哺乳，可用吸奶器将奶吸出来喂宝宝。乳头破损后更要注意保持乳房的清洁卫生，防止病菌从裂口进入引起感染。为保护乳头，哺乳后挤出少量乳汁涂在乳头上，也可选择使用乳头套，避免疼痛的乳头受伤。

"阳光大姐"乳头皲裂小妙招

1. 香油炸花椒粒：一两香油炸三十粒花椒粒，慢火炸，炸至花椒出味发黑，盛放于干净碗或者瓶里，凉后抹皲裂乳头。香油败火，花椒收敛消炎。

2. 将香油和云南白药调成糊状，涂抹皲裂乳头。喂奶前洗掉。

（2）乳头扁平及凹陷。有些妈妈可能会面临乳头扁平、向内凹陷或乳头不突出等问题。这些都会导致宝宝无法直接含住乳头，不能顺利哺乳。

乳头扁平或内陷的乳房，自孕期开始就应该矫正（孕期矫正一定要在医生指导下进行，以免引起宫缩导致流产）。具体方法为：清洁乳房后，用拇指和中、食指抓住乳头，向外牵拉，重复10~20下，每天2~3次。若产后乳头仍然内陷，可佩带乳头套帮助宝宝含乳头；也可采用负压吸引法使乳头突出，哺乳时先让宝宝吸吮乳头平坦或内陷的一侧乳房，这时宝宝吸吮力强，容易吸住乳头和大部分乳晕。

"阳光大姐"乳头凹陷小妙招

备大号针管一只，剪掉针头管，成一大通管，将推管拔出，从剪口放入，将未经剪切的针管一头对准乳头，抽动推管，将乳头吸进针管，停留几分钟至乳头突出。每天练习。趁乳头突出时送进宝宝嘴里让宝宝吸，几经练习可改善乳头凹陷和扁平状况，以顺利实现母乳喂养。针管可用吸奶器代替，更为简便。

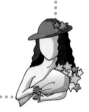

（3）乳房胀痛。产后乳房的主要变化是泌乳，若乳腺管不通畅，会使乳房形成硬结。新妈妈产后无哺乳经验，分泌的乳汁如不能及时排出，容易造成乳腺管扩张，引起乳房胀痛，给妈妈们带来极大的痛苦。

首先要尽早给宝宝喂奶。哺乳前热敷可促进血液循环，减轻乳房局部充血、肿胀。轻柔的按摩有助于乳腺管通畅，减少疼痛。热敷和按摩后立即给宝宝喂奶，可缓解乳房堵塞。

"阳光大姐" 通乳法

1. 颠乳法：双手的外侧小鱼际紧贴两侧乳根，托起乳房做颠乳动作，每次10下左右。可以通乳腺。

2. 抖乳法：双手五指捏住乳晕上下抖动，每次10下左右。可以消散积奶。如果感觉宝宝吃完奶没吸干净，就可以自己做，避免堵奶。

3. 以上两法可交替做10次。

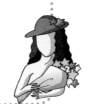

（4）乳腺炎。当乳房局部出现红、肿、热、痛等症状或有痛性结节，提示妈妈们可能患上了乳腺炎。发生乳腺炎时，一般不要停止给宝宝喂奶，停止哺乳不仅影响婴儿的喂养，还增加了乳汁淤积的机会。妈妈们在感到乳房疼痛、肿胀甚至局部皮肤发红时，不但不要停止母乳喂养，还要勤给宝宝喂奶。但如果体温已达到38.5℃以上，就不要再继续喂奶了。

哺乳前可热敷乳房3~5分钟，并用手指顺乳头方向轻轻按摩。每次哺乳时应尽量排空乳汁，若乳汁过多宝宝不能吸尽，要借助吸奶器将乳汁排空。哺乳后用胸罩将乳房托起。饮食上宜食清淡、易消化的食物，忌油腻、辛辣。乳腺局部化脓时，患侧乳房应停止哺乳，并用吸奶器将乳汁排尽。严重时要去医院就诊。

（5）乳汁分泌不足。妈妈们首先要调整好自己，放松心态，保持愉快的心情，充分休息，树立信心坚持母乳喂养；其次要增加喂奶次数，以促进乳汁分泌；要查找影响乳汁分泌不足的原因，有针对性地进行纠正。

多吃富含蛋白质的食物，在适当的时机多进食汤类如鱼汤、猪蹄汤、排骨汤等；也可进行追奶，即在排空乳房后用吸奶器继续吸奶，刺激大脑泌乳反射；真性母乳不足的产妇，可服用催乳药物辅助治疗，但须谨遵医嘱。

3. 产后乳房护理禁忌

（1）忌使乳房受外力挤压。强力挤压后乳房内部软组织易受挫伤，可引起内部增生或乳房外部形状改变等。

（2）忌不佩戴文胸或文胸不合适。太紧的文胸会影响乳房的血液回流，影响乳汁的分泌。选择合适的胸罩可定型和承托乳房，防止下垂。

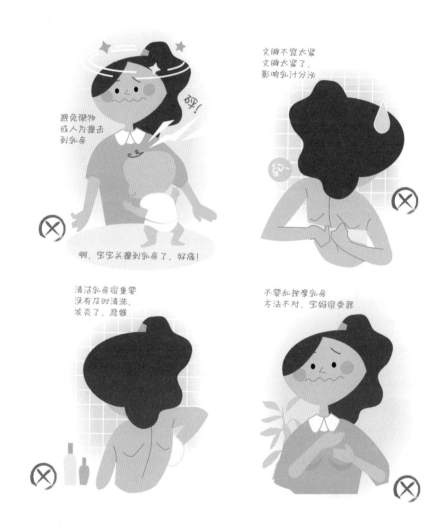

（3）忌用过冷或过热的水刺激乳房。强烈的刺激会使乳房软组织松弛，也会引起皮肤干燥。

（4）忌乳房不清洁。哺乳期是乳腺功能的旺盛时期，如果乳房不清洁会引起炎症或造成皮肤病。

（5）忌用手乱揉乳房。按摩手法不正确或用力过度，会对乳房造成伤害。

产后是胸部保健的绝佳时机，妈妈们只要注意乳房的护理，佩戴合适的文胸，同时用正确的方法按摩，不仅可以恢复乳房原貌，而且还会使胸部变得比以前更加丰满、结实。

专家建议

哺乳前，母亲应洗手并用温开水清洁乳房及乳头。哺乳开始后，遇到异常情况时则应进行相应处理：乳胀，须在哺乳前湿热敷3~5分钟并按摩、拍打抖动乳房；催乳，树立乳母信心，指导哺乳方法，按需和夜间哺乳，多喝肉汤；退奶，产妇因病不宜哺乳时应尽早退奶，即停止哺乳，不排空乳房，少食汤汁，或者用生麦芽、芒硝等退奶；乳头皲裂，哺乳前湿热敷，并挤出适量乳汁，哺乳后再挤出少许乳汁或是涂抹抗生素软膏，严重者则不宜哺乳。

我的记事

11

坐月子，你去哪个家

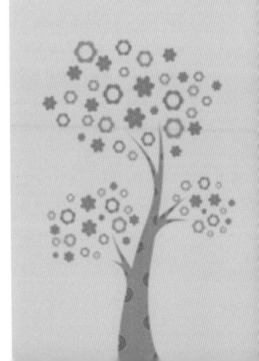

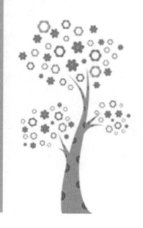

想去娘家口难开

今天是向佳佳产后出院的日子。

佳佳这两天都在为一件事烦恼——后悔当初决定在婆家坐月子，想回娘家！可不知道该怎么开这个口！

当初决定在婆家坐月子时，本来也十分勉强，因为看出了自己的犹豫，婆婆已经不太高兴了。因为，不论从哪个层面来论证，婆婆都认为婆家是最适合坐月子的地方。首先，离医院近，大人和宝宝将来体检、头疼脑热上医院都方便；婆婆和公公都退休在家没什么事，就盼着抱孙子；家里也宽敞，住得下小两口加小宝宝。

而佳佳唯一的理由，就是遇到人生中这件最大的事情，想和妈妈在一起！而这个没出息的理由，佳佳却在婆婆的强势面前说不出口。为了息事宁人，佳佳未置可否。婆婆一家也认为这是理所当然的事，自己家儿媳妇生孩子，自己家的事儿，肯定得住自己家来，如果让儿媳妇和孙子住娘家去，人家还以为自己家不行或者不待见儿媳妇呢，肯定会被人说闲话。佳佳没说"不"，那就是同意了呗！于是公公、婆婆那一通忙活呀，为迎接佳佳和宝宝出院，在家里又是打扫卫生，又是搬婴儿用品，万事俱备就等母子归来啦！

越是这样，佳佳心里越是不安。佳佳痛恨自己的优柔寡断！新婚后，小两口是住新房单过的，经常回两边父母家里蹭饭。不在一个屋檐下，大家都客客气气的，没什么矛盾，自己和婆婆呢，也相安无事。可是，这下要面对面天天在一起，尤其是自己还身体不适，又面临各种未知状况，佳佳很害怕跟公婆沟通不好，既怕婆婆觉得自己事多，又担心自己心情不好影响了身体和宝宝。

之前，佳佳就跟妈妈说过这事，妈妈也希望佳佳回家，亲娘了解自己闺女，知道她脾性啊，月子里也就知道怎么顺着她，才会过得开心嘛。而且，女人嘛，总是觉得自己妈妈细心，把自己和宝宝交给她也放心，即便说错什么做错什么，彼此过后还是亲密的母女，

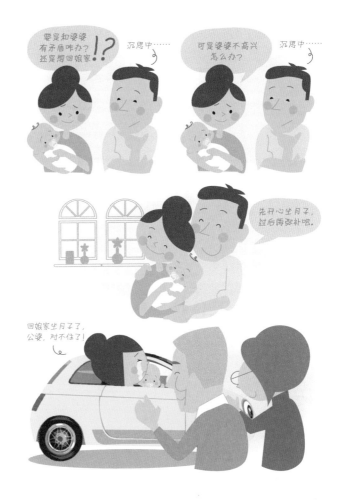

不会计较。跟婆婆可就不一样了。佳佳从小就是乖乖女，心地善良得有些软弱，生完孩子，在身体和情绪都不稳定的状况下，却要与并不亲密的人过日子，想想就觉得担忧和害怕。

可是妈妈说，她不能出面跟亲家提这事儿，这样在礼数上不可取，应该是佳佳让老公去提。是啊，妈妈去提的话，婆婆肯定会想歪了，觉得亲家不信任她家！

让老公去说吧，老公也是最疼自己的人。可是这话怎么说，才不至于让老公觉得不是自己多事儿、不相信他家呢？要是老公再不高兴，那这个月子真是悲催了……

在思来想去的两难中，佳佳愁得完全没有了初为人母的喜悦！

周兰琴大姐在医院伺候佳佳，知道佳佳为这事发愁，就帮她分析了一下：第一考虑，能否在自己的小家坐月子？佳佳觉得小家一开始就没打算住，啥都没准备，平时小两口也不大做饭，缺东少西的。住婆家？以佳佳的性格，要是住婆家，想想那个局面，自己能否舒心？如果确实心里想和妈妈在一起，就要早做决定早行动，不要拖！就算惹怒了婆婆也没办法，日后再弥补吧，毕竟是儿女嘛，哪有真心跟儿女生气的父母！

最终，佳佳定下决心去娘家坐月子。

结果，出院那天，公公、婆婆没来！

佳佳满面愧疚，老公反倒安慰她："没事儿，爸妈说只要你安心坐好月子就行！呵呵，他们今天正好去亲戚家有事就没过来，让我们回头去把准备的东西搬到姥姥家去！"

据周大姐说，整个月子期间，佳佳的公婆就来过一次，说是送东西过来，没上楼就走了！可见心里气有多大！佳佳想，等过完月子，以后好好表现再弥补吧！

其实，佳佳还对周大姐说过，事实上，坐月子在自己的小家最好了，两边父母都不得罪，可是要他们四个老人来回跑、折腾，自己于心不忍。而且，在25岁初为人母的佳佳内心深处，其实还是对即将面临的琐碎生活有些心里没底，缺乏独立担当的勇气。靠着爸妈，觉得安心些也勇敢些！

是啊，人的成熟是需要过程的。

佳佳和许多由女孩儿变成小女人的新妈妈一样，还是觉得跟亲妈在一起踏实！

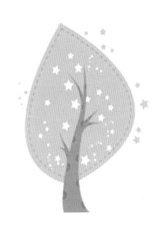

婆婆胜亲妈

李芸是周兰琴大姐的另一个客户。她性格比较开朗，婆婆是贤妻良母，对她像亲闺女一样。加上结婚后本来就跟公婆住一起，所以没有选择的烦恼，生产后就住在婆婆家。白天周大姐帮忙，晚上婆婆跟她同屋住，孩子一饿，婆婆就抱起来让李芸喂奶，喂完就让李芸抓紧睡，深怕她休息不好。平日里各种关心，李芸非常感动，觉得这婆婆比亲妈都好，比老公还呵护自己，自己真是命好啊，遇上这么好的婆婆！

李芸是幸运的，周大姐说，但其实这也跟她懂得感恩的性格有关。婆婆付出，她感激、感动、感恩，不刻意跟婆婆树立戒备心，信任她，这就形成了良性循环。虽说自古婆媳难相处，但是谁不希望跟人在一起受欢迎，彼此都开开心心呢？

所以，月子期间，不管是自愿选择还是被迫无奈需要跟公婆同处的，都要事先清除自己的负面思想，从内心接受现状，真心真意像一家人一样生活、沟通，不要赌气。此外，就是要像李芸一样，懂得感恩。

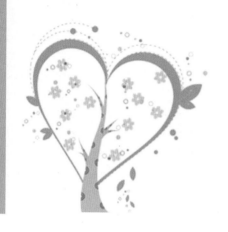

小家多自在

　　张倩的月子也是周兰琴大姐伺候的，她是在小两口自己家里坐的月子。因为双方父母都在一座城市，当初买房时就考虑过位置，离得都不远，过来照顾都方便。婆婆身体不太好，来得少，妈妈来的时候多，晚上只要没什么重要事情，妈妈就住在张倩这里照顾她。

　　像张倩这样，在自己小家坐月子的，就少了很多矛盾纠纷。

　　所以，周大姐说，如果条件允许的话，建议能在小家坐月子的都在自己小家坐，既可以锻炼小两口的独立能力，也可以避免双方父母介入或干涉而产生矛盾。

　　自己成家了，就得有个家的样子。有了孩子，为人父母，更得给孩子做榜样，不要过分依赖父母，不要把孩子大撒把给父母带，在讲究优生优育的今天，独立的父母都在独立带孩子，给孩子安全感，真正找到家的感觉。

　　这，就从坐月子在自己家里开始吧。

　　在哪里坐月子，何去何从？婆家？娘家？自己小家？一定要根据自己的家庭和经济情况，早想清楚早做打算，提前沟通好，保证坐个开开心心的月子！

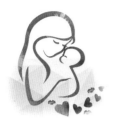

各种坐月子法利弊

1. 家中坐月子

很多新妈妈都会选择在自己家中坐月子，因为对家中的环境比较熟悉，觉得比较自在。但由于每个人对坐月子的观念不同，选择坐月子的方式也会不同。无论怎么样，都要在怀孕期间将这些问题沟通好、安排好，比如谁来照料新妈妈，谁来照看宝宝，谁来做家务等，以免到时手忙脚乱，甚至引发矛盾，影响亲情。

优点：环境熟悉，自在。

存在的问题：家中琐事多，容易起矛盾。

2. 选择家人来照顾

选择家人来照顾，是中国最传统的坐月子方式。面对刚出世的孩子，初为父母的夫妻俩难免会手足无措，不知道如何照顾好婴儿、如何恢复产后的身体，这时家里有位有经验的老人非常有帮助。而由妈妈或婆婆照顾月子，是大部分产妇的选择。

优点：

① 除了日常开支，基本上不需要什么费用。

② 由家人照顾坐月子，便于沟通，产妇易保持愉快的心情。

存在的问题：有些老人思想非常传统，总认为坐月子有很多禁忌，因此伺候月子的方法不太科学。再加上育儿的观念不同，往往会在两代人之间造成矛盾和摩擦。另外，如果老人的身体不太好，也不适合做照顾月子这种劳动强度较大的工作。

3. 选择保姆来照顾

有些年轻父母因为家里人手不够，会请个保姆来照顾产妇。但是因为保姆更注重的是家务活，并没有护理新妈妈和婴儿的专业知识，在护理过程中不一定很专业。

优点：

① 保姆擅长做家务，可以给产妇提供一个整洁、舒适的月子环境。

② 请个保姆比请个月嫂要便宜很多。

存在的问题：

① 保姆在产褥期护理方面不够专业。

② 家里冷不丁地住进一个外人，生活习惯的不同也需要时间来磨合。

温馨提醒：如果你打算请保姆来家里照顾月子，最好选一个有过生育经验的保姆。

4. 选择月嫂来照顾

现在，越来越多的年轻父母选择花钱请月嫂来照顾月子里的产妇。相比于家里老人和一般保姆照顾，月嫂的服务更专业。

优点：月嫂可以为新妈妈和宝宝提供24小时专业月子护理，解决了新妈妈的后顾之忧，让宝宝在月子里健康成长。

存在的问题：请月嫂的费用较高，月嫂一般分为初级、中级、高级、特级、星级等各种级别，费用一般以天为单位收费，级别越高收费越高。而且家里冷不丁地住进一个外人，生活习惯的不同也需要时间来磨合。

温馨提示

在请月嫂时，一定要到正规的机构，事先要看清她的身份证明和培训证书；注意其是否持有健康证；看一看原来的客户对她的评价。

阳光小贴士

1. 提前筹划坐月子的地点。根据实际情况，量力而行。
2. 跟家人事先沟通好。有问题的一定要提前化解，避免月子里出麻烦。
3. 自己小家有条件的，小家为首选。
4. 每个家庭的具体情况不一样，不要参照别人家的模式。
5. 不论在哪里坐月子，都不要盲目攀比，以免自寻烦恼。

专家建议

　　到底选择怎样的方式坐月子，其实各家有各家的谱，应根据产妇及家人的考虑，结合经济状况、心理状态等多方面情况，选择最合适的方式。毕竟产妇的心理及生理上的恢复，以及宝宝的健康成长才是最重要的。

我的记事

12

亲爱的，在家坐月子要当心

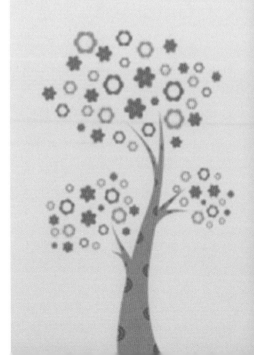

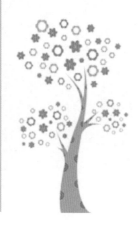

北方婆婆遇上了南方妈妈

你是风儿我是沙，缠缠绵绵到天涯。

人如其名的南方姑娘于小雅就是这样在大学跟北方爷们儿陈航"缠绵"上的。毕业后，小雅就追随陈航到北方做了北方媳妇儿。是年七月，为陈航生下一子。

双方均为独生子女，父母双亲"严阵以待"，北方婆婆和南方妈妈都来伺候小雅坐月子。

这下热闹了，南北观念大碰撞开始。

陈航和小雅跟月嫂周兰琴大姐约好，坚持自己的原则，但是委婉执行，实在不行时，让周大姐来当和事佬，不知道听哪边时，让周大姐来当裁判。

不过三天，周大姐就和小雅一起总结出了南北方的坐月子禁忌大全，决定去其糟粕，取其精华。婆婆和妈妈虽对摒弃的部分颇有微词，但也还是拗不过小雅和周大姐二人有理有据的同盟攻势，她们也乐得清闲，就这样吧！

既有原则又有妥协的结果是——

1. 束腹：北方婆婆、南方妈都没有这个经历，不发言，听周大姐的——束！

2. 洗澡、洗头：北方婆婆不准洗澡、洗头，南方妈妈按老传统用温水兑酒精和盐，每晚临睡前给小雅擦洗身体，小雅说擦完了再喝杯红糖水，身上暖暖的，睡觉很安稳。大家都同意！

3. 吹风：南北方家长全都认为产后不能吹风。因为产后出汗多，全身毛孔张开，吹风容易引起头痛及关节酸痛等月子病。在特别热的天气里，可以适当使用空调，但千万不要对着空调的冷风口直吹，以免造成免疫功能下降、内分泌失调，对身体不利。可以让空调吹风口朝上，保持室内温度舒适，以免宝宝和妈妈长痱子，最好是隔壁房间开空调来降温。每天室内要轮流定时通风，妈妈、宝宝避开通风的房间。

4. 刷牙：北方婆婆反对刷牙，南方妈妈说可以漱口。周大姐说，产妇产后同样需要口腔洁净，如果不刷牙，食物残渣长时间停留在牙缝里，经过发酵、产酸后，很可能会导致牙龈炎、牙周炎和龋齿的发生。正确的方法是：选择软毛牙刷，用温开水刷牙，切不可用冷水。

5. 用眼：北方婆婆说不能读书看报和看电视，因为新妈妈长时间用眼会损伤眼视力。大家认同，但是折中为时间最好不要超过30分钟，产妇在枯燥的月子生活中可以偶尔看书和电视来调剂生活，但是不能长时间疲劳用眼。

6. 运动：婆婆和妈妈都建议小雅静养休息，尤其不能负重，尽量少抱孩子，不要提重东西。周大姐可以辅助小雅做产后恢复保健操。

7. 饮食：大家都同意月子期间多食用汤粥类食物，不吃过硬、过咸、辛辣、生冷、酸涩、油腻的食物。周大姐说汤粥类食物有利于加速自身血液循环和产生奶水，而刺激性食物对身体恢复和泌乳不利。另外，也应避免为了尽快恢复体型而节食，尤其是哺乳期的新妈妈，为了保证宝宝充足的奶水供应，可在原来一日三餐的基础上加上早点、午点和晚点，少食多餐。

8. 情绪：南北方家长都认为要保持良好情绪，避免伤心流泪。妈妈的情绪不好，严重了会导致回奶，对哺乳的妈妈和需要奶水的孩子都不利，更重要的是会影响妈妈的身体，还可能导致乳腺炎、抑郁症等。这需要大家通力合作，凡事商量着办。

很难得，理论上达成空前一致。小雅心情非常好，除了刚开始奶水不太足外，后来四个女人一同努力，各种下奶偏方，加上周大姐的按摩疏通和宝宝的吸吮，十天以后也做到了纯母乳喂养。

七月份正是热的时候，小雅偶尔开空调，婆婆、妈妈就会大呼小叫，但也仅仅是大呼小叫。又总是嫌小雅吃得太少，可是看到不久小雅就全母乳喂养了，也就无话可说了。

小雅一家南北融汇，外加一个周大姐，月子里甚是热闹，可是却顺顺当当、开开心心，这在周大姐的护理生涯中都算难得。小雅恢复得很快很好，宝宝长得很健康、很漂亮，真是一个幸福的家庭，周大姐在这里也工作得舒心。

只要事前搞清楚状况，做事有条不紊，根据家庭和自身状况灵活处理，不死板、不教条，相信科学，相信知识，所有的问题都可以迎刃而解。

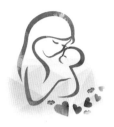

月子中的衣食住行

1. 家居环境

（1）居室需要保暖、舒适。要选择阳光和坐向好的房间。这样，夏天可以避免过热，冬天又能得到最大限度的阳光照射，使居室保持温暖。居室采光要明暗适中。最好有多重窗帘等遮挡物随时调节采光。居室要通风效果好，不要接近厨房等多油烟的房间。家里不要养芳香花木及宠物。以免产妇和新生儿过敏及感染病毒。可在室内摆放吊兰、绿萝等有益植物，可有轻柔的背景音乐。

（2）一定要在产妇回家之前的两三天，将坐月子房间打扫干净。

① 最好用3%的苏打水（200~300毫升／平方米）或者1：500的84消毒液湿擦或喷洒地板、家具和2米以下的墙壁，并彻底通风至没有异味。

② 卧具也要消毒，阳光直射5小时可以达到消毒的目的。

③ 保持卫生间的清洁卫生，要随时清除便池的污垢，排出臭气，以免污染室内空气。

④ 产妇的家人不要在居室内吸咽。

（3）要保持房间温度、湿度适宜。冬天温度要保持18℃~25℃，湿度要保持30%~80%；夏天温度要保持24℃~28℃，湿度要保持40%~60%。建议在产妇房中放置一个测试温度和湿度的仪器。

① 要注意通风，根据四季气候和妈妈的体质而定，即使是冬季，房间也要定时开窗换气。开窗换气时，妈妈、宝宝可以先去其他房间，避免直接吹风。

② 可以使用空调、电风扇等。使用空调时温度不宜过低，使用电风扇不宜直吹妈妈。除此之外，要保持室内安静，减少噪声，避免过多亲

友入室探望或过多的人来回走动，以免造成空气污染和影响妈妈和宝宝的休息。

（4）月子期间减少亲戚朋友探望。产妇坐月子的居室空间有限，休养需要安静的环境，很多亲友入室探望，一是会影响产妇和宝宝的休息；同时外来的人多会带进来病菌，容易使产妇和宝宝感染疾病。所以，最佳的探视时间应该在宝宝满月以后。

2. 关于绑腹带

利用生产的机会调整体型，或者改善身体上的一些症状，是一个很重要的时机，所以很多人会在这段期间用纱布条绑腹，达到调整体型的目的。

坐月子期间必须特别注意防止内脏下垂，因为内脏下垂可能是所有妇科病及未老先衰的根源，故坐月子期间须勤绑腹带以收缩腹部并防止内脏下垂；如果原本就是内脏下垂体型者，也可以趁此机会改善。

所使用的腹带通常为长约1200厘米、宽约15厘米的白纱带，准备两条以便替换。因产后流汗多，如果汗液浸湿腹带，应该将腹带拆开，并将腹部擦干后重新绑紧。如果汗湿较严重时，就必须更换干净的腹带。如果使用一般粘贴式的束腹或束裤，不仅没有防止内脏下垂的效果，反而有可能压迫内脏，令气血不通畅，使内脏变形或产生胀气而造成呼吸困难或下腹部突出，这一点请特别注意！

腹带绑法：

（1）尺寸：所使用的腹带为透气的白纱布，长1200厘米（身材丰满者可增加为1500厘米），宽15厘米。

（2）用量：因为腹带直接接触皮肤，容易被汗浸湿，需准备两条来替换。

（3）功能：防止内脏下垂（一般束腹不适用）；收缩腹部，消除小肚子；合骨缝。

（4）开始绑的时间：建议顺产三天后开始，剖腹产十天后开始。具体因人而异。

（5）每日拆卸，重绑时间：早晨起床，梳洗、方便完毕即可绑上腹带；午餐、晚餐前检查，如果松了需拆下重新绑紧再吃饭；擦澡前拆下，擦澡后再绑上；产后2周24小时绑着，松了就重绑，至出满月。有特别瘦身要求的可绑2个月。

（6）清洗方式：用洗衣液清洗，再用清水过净后晾干即可（用洗衣机洗易皱）。

（7）腹带的绑法及拆法：

① 仰卧、平躺，把双膝竖起，脚底平放床上，膝盖以上的大腿部分尽量与腹部成直角；臀部抬高，并于臀部下垫两个垫子。

② 两手放在下腹部，避开刀口，手心向前，将内脏往心脏的方向按摩、抱高。

③ 采取两段式绑法：从耻骨绑至肚脐，共绑12圈，前7圈重迭缠绕，每绕1圈半要斜折一次（斜折即将腹带的正面转成反面，再继续绑下去，斜折的部位为臀部两侧），后5圈每圈往上挪高2厘米，螺旋状向上绑，盖过肚脐后用安全别针固定并将带头塞入即可。

④ 每次需绑足12圈，若腹围较大者需用3条腹带接成2条来使用。

⑤ 太瘦、髋骨突出，腹带无法贴住肚皮者，可先垫上毛巾后再绑腹带。

⑥ 拆下腹带时需一边拆一边卷成实心圆桶状备用。

3. 个人卫生

（1）生产完以后，产妇身体虚弱，稍微的活动甚至吃饭、喝水、哺乳就会浑身出虚汗，衣服很容易被汗水湿透，一定要及时更换，来不及更换要用干毛巾擦干。一是避免感冒，二是保持身体干净。

（2）注意会阴部的清洁，及时更换卫生巾、卫生纸，清洗会阴，保持卫生，防止感染。

（3）生产三天以后可以刷牙，要用温水、软毛牙刷。

（4）可以泡脚，促进血液循环，缓解疲劳，但是泡完以后要及时穿上棉袜。

（5）顺产一周后、剖腹产十天后可洗澡，没有条件的可擦澡。无论顺产还是剖腹产，42天之内禁用盆浴，以防寒气入侵，上行感染。

（6）及时排尿、排便，预防尿潴留和便秘。

（7）禁用冷水。

（8）保证睡眠，遵循"孩子醒大人醒，孩子睡大人睡"的原则，避免过度疲劳。

4.饮食注意事项

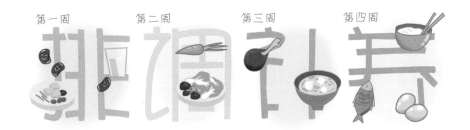

月子四周饮食主题

第一周　第二周　第三周　第四周

排调补养

（1）第一周"排"，排除恶露、废水、废物。饮食以流质、半流质食物为主。各种汤里加通草通乳，避免食用海鲜。

推荐食谱

麻油猪肝汤：将子宫内的血块打散以利于排出。

红豆汤：利尿，排出体内多余废水。但多吃易胀气，每天食用量不超过两碗。

糯米粥或汤圆：有黏性，刺激肠道，恢复蠕动力，防止内脏下垂。不宜多食，和其他食物间隔吃。

（2）第二周"调"，收缩子宫、骨盆腔。调理内脏器官尽快复原，养腰固肾，去除多余水分，增加乳汁。

推荐食谱

麻油猪腰：收缩子宫、骨盆腔。

时令蔬菜：防止便秘和补气。多选红色蔬菜，避免寒性蔬菜。

薏仁饭：利体内废水排出。

（3）第三周"补"，补充营养，恢复体力。注意温补，不要大补。

推荐食谱

麻油鸡：补充蛋白质。

黑红色鱼类：补充营养。

蔬菜：提供纤维质，促进消化。

水果：中和燥热体质。

（4）第四周"养"，大补元气。鸡、鱼、肉、海鲜都可以吃了，谷类、时令蔬菜、肉、汤、水果要科学搭配，制作多样化，合理膳食，全面补充营养。

推荐食谱

海参汤：补充蛋白质及各种微量元素。

鸡肝粥：养血明目。

五谷饭：预防便秘，利尿，排出体内过剩养分，促进新陈代谢。

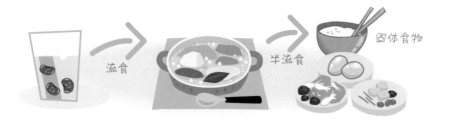

（5）月子饮食十项注意：

① 适当饮用红糖水，补铁、利尿。红糖的铁含量很高，还含有多种微量元素和矿物质，能够促进恶露排出，防治尿失禁。不过，饮用过多会导致新妈妈出汗更多，体内盐分流失。因此，不宜饮用时间过长，最多不要超过10天。

② 从流食慢慢过渡到正常饮食。产妇产后消化系统的恢复需要一段时间，因此，产后几天可以选择一些比较容易消化的食物，可以从汤、粥、面条过渡到稀饭，然后再吃米饭和面食。

③ 少食多餐，不可贪吃。因为月子里产妇大部分时间都躺在床上，因此，每顿饭不宜吃太多，少食多餐。

④ 最好以天然食物为主，不要过多服用营养品。有些人认为怀孕和生产的过程让女人元气大伤，要多吃些保健品补一补。这种想法是不对的，月子里应该以天然绿色食物为主，尽量少食用或不食用人工合成的各种

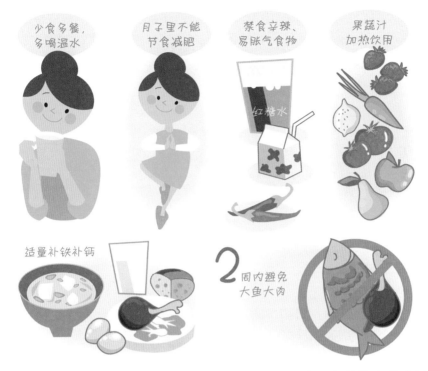

少食多餐, 多喝温水

月子里不能 节食减肥

禁食辛辣、 易胀气食物

红糖水

果蔬汁 加热饮用

适量补铁补钙

2 周内避免 大鱼大肉

补品。可以选择食用一些专为孕产妇设计的妈妈奶粉、多种维生素或钙片,因为月子里的妈妈, 尤其是进行母乳喂养的妈妈需要补充更多的钙、铁、维生素和矿物质。

⑤ 要多喝温开水, 避免冷饮。饮料和酒精类饮品不适合月子里的新妈妈饮用, 应该多喝一些温热的白开水, 补充大量出汗时体内流失的水分。千万不要因为天气炎热或怕出汗而喝冰水或是大量食用冷饮。

⑥ 避免辛辣和容易产生胀气的食物。产后容易出现便秘问题, 饮食要丰富, 多食用富含植物纤维的蔬菜和水果。

⑦ 不要为了恢复身材而控制饮食的摄取量。对于月子里的妈妈, 尤其是进行哺乳的产妇, 应该保证足够热量的摄入, 哺乳的产妇每天应比正常的女性多摄入700卡的热量, 所以这个时期绝不能采取节食的手段瘦身。

⑧ 保证钙、铁的食物摄取量。在孕期和产程中产妇会丢失大量的钙

和铁，应该保证每天从食物中摄取足够的钙和铁，每天钙的摄取量应不少于1.1克，铁不少于20毫克。富含钙质的食物有骨头汤、海带、牛奶、芝麻等；富含铁的食物有木耳、动物内脏等。

⑨ 产后2周内避免大鱼大肉。在产妇肠胃功能恢复之前，可以将鱼、肉熬成汤食用，2周之后再食用肉类。比较油腻的汤也要谨慎食用。

⑩ 不食用生冷的食物。蔬菜可以烫一烫或炒熟后食用，水果可以榨成果汁，将装有果汁的杯子放入热水里烫5~10分钟后再饮用。或者将水果煮成水果茶饮用。

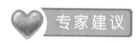

　　产褥期保健的目的是防止产后出血、感染等并发症产生，促进产后机体生理功能恢复。因此，当选择在自己家中坐月子时，应避免不科学的坐月子方式，合理选择科学的保健方法，包括饮食起居、运动、避孕及产后检查等各个方面。

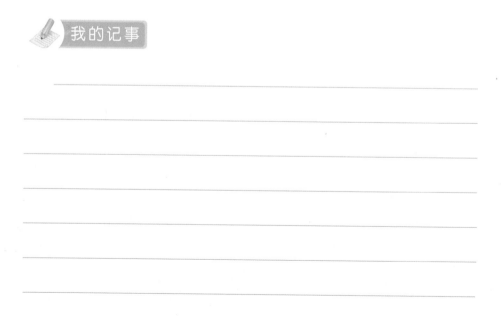

13

坐月子，那些季节之殇

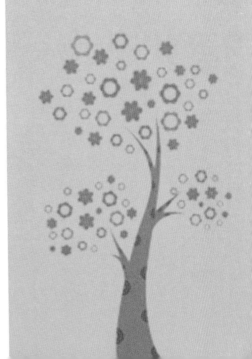

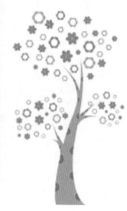

冬季坐月子，长了湿疹

没错，就是有人在冬天里坐月子长了湿疹。

月嫂王静大姐说，她就遇到过一个。

济南的冬天，有暖气。王微微家住在15楼，家里温度很高，穿一件单衣活动起来还觉得热。

暖气足，家里很干燥。王静大姐每天都会用湿拖布拖地，家里也放了加湿器，养了绿萝等植物，加湿工作到位了。

月子坐了十五天，微微脖子上起了疙瘩，密集，奇痒。

去医院看，医生说是湿疹！

家里湿度太大了！不应该呀。问题出在哪里呢？

原来，王静大姐每天下班走时，都会洗净当天的尿布、衣物，微微的妈妈怕她耽搁太晚，就催她走，说自己来晾衣服。

王妈妈晾衣服其实是烘衣服呢，她觉得，反正家里这么干燥，就把湿衣服和尿布往暖气片上搭，觉得这样干得快，还可以增加空气湿度。这么一天天下来，屋内湿度太大，微微就不知不觉得了湿疹。

起初，王静大姐估摸着是这么回事，但不敢确定，就跟王妈妈商量，先不要在暖气上搭湿衣服，看看微微的湿疹会不会好些。

结果，三天过去，微微的湿疹就好多了。

所以，冬天也不可大意。早晚都要注意室内的温度、湿度，保持室内舒适，避免产妇和宝宝出现问题。

冬季坐月子的注意事项

1. 室内温度和湿度要适宜

冬季坐月子，室内温度以24℃~28℃为宜。在没有暖气的南方，可以采用空调和电暖气等设备来保持室内温度。在气候干燥的北方，保持室内适宜的湿度也非常重要。一般来说，室内湿度以40%~60%为宜（为了随时了解室内的湿度状况，可以购买一个湿度计）。较为便捷的增湿方法就是购买一台加湿器，如果同时还具备除菌功能就更好了，或者在室内放一盆水。

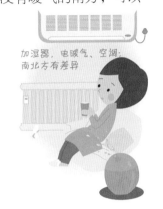

加湿器、电暖气、空调，南北方有差异

2. 产妇和宝宝所在的房间最好能通风见光

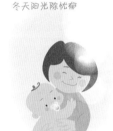

冬天阳光除忧郁

每天保证开窗换气两次（上、下午各一次），每次15~20分钟。换气时，先将产妇和宝宝转移到另一个房间。通风换气后，待该房间恢复到适宜温度后，再让产妇和小宝宝回来。

产妇和宝宝的房间尽量光照充足，这样会让产妇感到心情舒畅，并且有利于观察宝宝的一些变化。

3. 产妇被子要薄一点，床不要太软

外面寒风刺骨，屋里却是暖洋洋的，所以除了做好定时通风外，还要注意被褥不要过厚，即使冬天被子也应比怀孕后期薄一些。应选用棉质或麻质等轻柔透气的产品。每一两周换洗、曝晒一次。

产妇产后为了保护腰骨，避免腰痛，不宜睡太软的床，尤其是剖宫产的产妇应选择

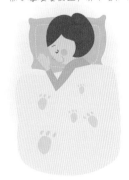

被子厚度要舒适，床不要太软

侧卧位或半坐卧位，以缓解腹部伤口和子宫收缩疼痛。

4. 营养：月子饮食忌寒凉

坐月子期间产妇应吃些营养高、热量高且易消化的食物，同时要多喝水，以促使身体迅速恢复及保证乳量充足。产后多虚多瘀，忌食生冷、寒凉食物。生冷多伤胃，寒凉则血凝，恶露不下，会引起产后腹痛、身痛等诸多疾病。所以葱、姜、大蒜、辣椒等辛辣大热的食物应忌食，以免引起便秘、痔疮等。

蔬菜、水果不可少。水果不仅可以补充肉、蛋类所缺乏的维生素和纤维素，还可以促进食欲，帮助消化及排便，防止产后便秘的发生。当然，一些体质虚寒的产妇，在冬天吃水果可能会引起肠胃不适，此时，可以将这些水果切块后稍煮一下再食用。

需要提醒的是，产妇体内钙的流失量较大。加上天气寒冷，在冬季坐月子不可能开窗晒太阳，不利于钙的合成和利用。如果妈妈体内缺钙严重，容易导致骨密度降低，出现骨质疏松的症状，常见的有小腿抽筋、腰背酸痛、牙齿松动等。产后又不注意补钙，不良状况可延续到分娩后两年。乳母每天适宜的钙摄入量为1200毫克，而食疗是最安全可靠的方法。另外，产后继续补充一些高钙的产妇奶粉也不失为一种好办法。

5. 哺乳：衣服要保暖，喂奶姿势要"三贴"

冬季天气冷，母乳喂养的妈妈要小心胸腹部受凉，宜选用哺乳胸罩。宝宝夜间喂奶，穿脱衣服不要嫌麻烦，不然很容易使肩关节受凉。有的产妇月子还没坐完，就出现了肩关节疼痛，严重的连胳膊都抬不起来。

刚开始喂奶的产妇往往累得一身汗，胳膊酸了，脖子僵了，这是因为喂奶姿势不正确所致。正确的喂奶姿势是"三贴"：胸贴胸、腹贴腹、下颌贴乳房（宝宝胸贴妈妈胸，宝宝腹部贴妈妈腹部，宝宝下颌贴着妈妈乳房）。妈妈用手托住宝宝的臀部，妈妈的肘部托住宝宝的头颈部，宝宝的上身躺在妈妈的前臂上，这是宝宝和妈妈最舒服的姿势。

6. 梳洗：产后至少一周才洗浴，切忌接触冷水

冬天宜在产后一周至十天洗浴。冬季洗澡应注意防寒，浴室温度宜在24℃~28℃，水温以41℃或稍热为宜，浴室不要太封闭，洗浴时间不要过长，以10~15分钟为宜，时间过长会因出汗太多易致头昏、恶心、呕吐等。切忌接触冷水，以免引起腹痛及日后月经不调、身痛等。

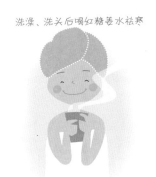

洗澡、洗头后喝红糖姜水祛寒

沐浴后要尽快将身体和头发上的水擦干，及时穿上衣服，先开一点浴室门，等身体适应了浴室外的温度再走出浴室，避免身体着凉或被风吹着。洗完澡之后最好喝一杯热乎乎的红糖姜水。尽量不要在晚上洗澡，白天中午气温高时洗较好。

产妇在冬季洗澡，按照传统的做法，也可选用防风生姜方，即取防风50克，生姜50克，捶碎，用水洗净，煎一大锅水，过滤药渣，用水洗身洗头，或直接使用姜片煮水后洗浴。此民间验方祛寒效果较显著。

7. 放松心情，赶走产后抑郁

因身体、心理和角色转换等方面的问题，产妇在月子里常常会出现一些负面心理反应。尤其冬季，天气寒冷、阳光不足，产后抑郁症较易发生。其表现为孤独无助、委屈伤心、疑虑烦躁、生活懒散，甚至精神呆滞。因此，专家建议产前学习一些产褥期知识；产后尽早下地活动，恢复自己原有的兴趣。另外，家人、亲人多给予产妇一些心理疏导，也是预防月子里忧郁症的有效办法。

同时，产妇也应该掌握一些自我心理疏导方法，让自己的心理压力及时得到缓解。这些方法包括：每次给孩子喂奶都播放轻柔的音乐；穿上漂亮的衣服，做一个有魅力的新妈妈；多向专家咨询，很多问题都是可以科学解决的；多学习，不妨试试列个困难表和一一解决它们的方法，直到满意为止；在镜子里多角度地看看自己抱着孩子的模样，体味做妈妈的快乐。

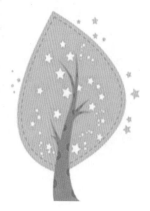

夏季坐月子，小心湿热

小尹比较胖，七月份生的宝宝，正是济南最热的时候。

抱着宝宝喂奶太累，夏日又容易犯困，于是小尹多选择在床上侧躺喂奶。

小尹乳房有些下垂，加上胖，月子里又出汗多，为了喂奶方便，她也不愿意穿文胸，段美大姐担心她乳房下边长湿疹或者痱子，所以每次喂奶时都会在她的乳房下垫上一块干毛巾。

可防不胜防，还是长了痱子。喂奶时没事，睡觉起来就开始痒痒，起疙瘩。

段大姐说，必须晾干这些部位，一是用毛巾垫着隔开皮肤，预防湿热变严重。二是让小尹穿上哺乳文胸，将文胸带子调高些，把乳房往上提，尽量避免其垂下来和肚子贴在一起。三是尽量避免长坐或者长期保持一个姿势。四是随时擦洗，保持干燥舒爽，必要时撒上宝宝爽身粉。

要是湿疹或者痱子严重了，段大姐会用药来涂抹，效果比较好。加上精心护理，一般不会有太大问题。

段大姐说，夏季雨水多，空气湿度大，产妇还容易得关节炎，所以，在护理时，除了用空调调节室内湿度和温度，还可以食用一些红豆薏米粥或者红豆薏米水来排湿利尿，预防风湿、关节炎的发生。

除了湿疹、痱子之外，夏天坐月子，还要当心中暑。

谨防中暑

和普通人相比，产妇因为怀孕和产后体力消耗大，身体虚弱，如果处于通风不良、温度较高的室内，就容易中暑。所以产妇中暑防护更应细致。

1. 躲避烈日

产妇所居住的环境需要避开阳光直射，尤其是上午10点到下午4点这段时间，因为这个时间段发生中暑的可能性是平时的10倍！产妇如果要隔窗晒太阳，也可以涂抹一些SPF值30以上的防晒霜，避免紫外线的伤害。宽松的衣服有利于身体散热，因此产妇着装应以宽松、棉质的浅色调衣物为主。

2. 补充水分

养成良好的饮水习惯，通常最佳饮水时间是晨起后、上午10时、下午3至4时、晚上就寝前，此时分别饮1~2杯白开水或含盐饮料，不要等口渴了才喝水，因为口渴表示身体已经缺水了。平时要注意多吃新鲜蔬菜和水果来补充水分。

3. 充足睡眠

夏天日长夜短，容易感到疲劳。充足的睡眠，可使大脑和身体各系统都得到放松，既利于工作和学习，也是预防中暑的好措施。

4. 增加营养

营养膳食应是高热量、高蛋白、富含维生素的。平时可多喝些番茄汤、豆浆、酸梅汤等。

夏季坐月子"五不能"：

1. 穿衣：不能捂

产妇产后出汗多是一种正常的生理现象，这个时候身体以出汗的形式排除孕期体内增加的水分。产妇应该穿长衣长裤和薄袜子，避免风对关节的刺激；如果天气炎热，也要根据自身情况适当减少衣物，千万不要一味地捂，以免中暑。

2. 饮食：不能撑

坐月子期间应多吃些营养高、易消化的食物，同时要多喝水，以保证乳量充足，并促进身体恢复。不要为了恢复身材而控制饮食的摄取量，也要避免为了多下奶而盲目进补。应多喝水，多吃新鲜蔬菜和瓜果，必要时睡前喝一汤匙香油以预防便秘。

3. 居家：不能闷

天气炎热的时候，可以使用空调。室内温度应保持在27℃左右，以产妇感觉舒适为宜。但一定要避免直接吹到妈妈和宝宝，建议最好在客厅开空调，打开产妇的房门即可。当空气中湿度过大时，可以采用空调的排湿功能，使室内湿度保持在55%左右。一定要经常冲洗空调的过滤网，防止细菌滋生。

4. 卫生：不能免

夏季，产妇一般在产后一周可以淋浴，但如果是剖腹产或者有侧切的产妇则要等到刀口完全愈合、拆线后一周才能进行淋浴。此前可以用温水擦洗身体。淋浴时间在10~15分钟左右，水温控制在37℃~41℃左右。浴后快速擦干头发和身体，穿衣，以避免感冒和受凉。夏季应该坚持每天淋浴以保持肌肤的毛孔通畅，正常排汗。孕妇在孕期和分娩过程中，体内的钙质流失比较严重，月子里应特别注意保护牙齿，餐后要漱口，睡前要刷牙，以保持口腔卫生。

5. 活动：不能懒

产妇出院回家后，每天下地走走，做些简单的体操，以加速身体的恢复。可以室内散步，但一定要避免提重物或进行过于繁重的家务劳动，以防子宫脱垂。

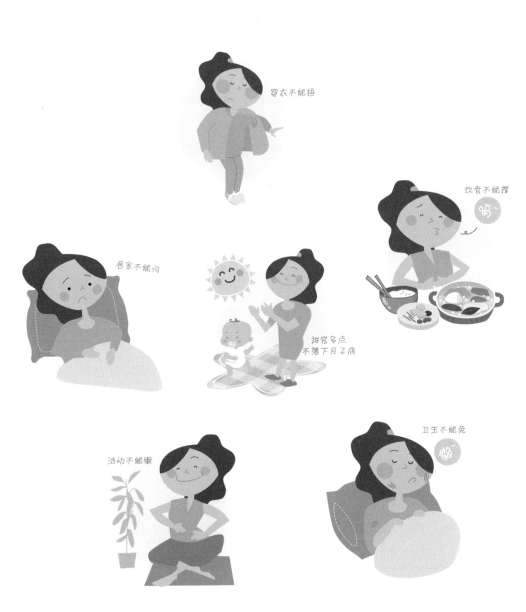

穿衣不能捂

饮食不能撑

居家不能闷

讲究多点
不落下月子病

活动不能懒

卫生不能免

春秋时节坐月子，防感冒防过敏

春秋时节，气温变化大，最难将息，对产妇和新宝宝来说，一定要注意预防感冒和过敏。

段美大姐在阿兰家伺候月子时，正值春天。阿兰家住在河边，河边一溜杨柳树，纷纷扬扬漫天"飞雪"，严重时根本不敢开窗通风。待风不那么大时才开窗，不一会儿，宝宝打喷嚏，妈妈流鼻涕，阿兰有过敏性鼻炎。无奈，段大姐说，她总是竖着耳朵听着屋外的风声，只等风声一过，赶紧通风。如果一整天大风，就不敢开窗了。只有用空调来循环空气，调节室内温度、湿度。

就这样，阿兰的鼻炎也没有"放过她"，鼻子红红的，总打喷嚏、流鼻涕。

段大姐能做的，就是保持家里清洁卫生，尽量隔断敏感源，让阿兰穿衣保暖，再就是饮食调理。段大姐听医生说过，过敏性鼻炎也是因为免疫力和抵抗力低下，如果在月子里加强调养，补充气血，说不定还对治疗鼻炎有用呢。

此外，北方的春天，暖气已停，屋里冰冰凉，一通风后，感觉家里比冬天还冷，冻手冻脚的，这个时候，普通人都觉得很难熬，不要说产妇和宝宝了。段大姐说，如果用空调调节温度，时间长了又干燥，也不行。有时候，就换电暖气和加湿器用，但是电暖气的弊端就是容易使各个房间的温差大，产妇要是走来走去的，也容易感冒。这个度确实很难把握。

所以，北方春天坐月子，保暖就显得极其重要。可能平常冬天都不穿的棉衣裤，这个时候都得用上。要保持手脚温暖，避免着凉。

再就是饮食调理。天干物燥，风尘又多，适宜吃些清淡的蔬菜水果，像阿兰这样有过敏性鼻炎的，要避免吃发物和容易引起过敏的食物，诸如海鲜、香菜之类。

相比之下，南方的春天要好过些，春暖花开，气温回升，虽然也避免不了乍暖还寒，但体感还是比北方舒适。但也要切记"春捂秋冻"的老理，不要掉以轻心。

春天里过敏的人，像阿兰，又是喷嚏又是鼻涕的，很容易被误认为是感冒，要注意观察和辨认，才能有针对性地进行护理。

秋天来临时，北方还没来得及开暖气就已气温骤降，寒冷干燥。这个季节护理产妇，段大姐说，也要像春天时一样，注意穿衣保暖，精心调节室内温度、湿度，饮食上注意润燥，多吃新鲜蔬菜水果。方式方法差不多，就一个原则：精心！

段大姐特别提醒，春秋时节，人们往往容易有"伤春悲秋"的情绪，所以，这时候护理产妇，要鼓励她们以积极乐观的心态面对自然的变化，多与她们沟通交流，保持健康、积极向上的心态，出现问题时不要急躁，淡定从容，才更有利于产褥期身体的恢复。

春秋季节坐月子注意事项

春季，万物复苏，气候逐渐变得温暖起来。但是，春季的风比较寒冷，中医讲："风为百病之长。"新妈妈在春季分娩后，身体非常虚弱，"腠理空疏、百节空虚"，这时风邪最容易乘虚而入，导致产妇出现感冒以及头痛、关节疼痛等症状，因此在春季坐月子一定要注意防风。产妇可以比常人多穿一些衣服，最好戴帽子，尤其是北方停止供暖后，一定要注意保暖防风，最好能打开空调的暖风，或是使用电暖气。

秋季，气候温和，室内温暖宜人。但是，秋季天干物燥，灰尘很多，新妈妈长期待在室内，会感到鼻干咽燥，最好多喝水或多喝些比较清淡的汤，还可以用加湿器来调节湿度。对花粉不过敏者也可以在卧室摆放些盆花、鱼缸，一方面能够调节心情，另一方面可以调节室内湿度，净化室内空气。

总而言之，春秋两季天气变化很大，既要保持室内空气流通，也要及时随着天气的变化为新妈妈增减衣服，可以比常人穿得稍微厚一些。

我们所谓的许多月子病，大多容易在冬季和夏季落下，相对而言，春秋季节还是好过些。所以春秋季节坐月子无须忧虑。

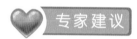

专家建议

产褥期产妇各系统变化很大，可能会由于个体因素或其他原因导致异常情况发生，影响产妇身体恢复。特别是在不同季节，常发生的异常情况具有一定的季节性，应相对注意。

我的记事

14

新妈妈，小心感冒

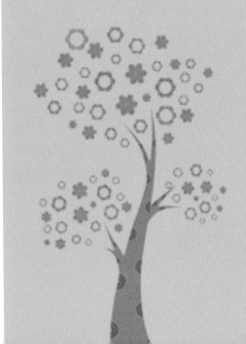

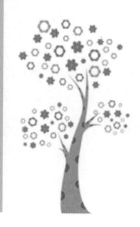

产后洗头感冒了

滕琪琪是段美大姐的客户。剖腹产，住院七天才回家。

琪琪是油性头发，平常最多三天必须洗一次头，这回七天不洗头，简直已经到了她承受的极限。黏糊糊的头发耷拉在头上，黏在一起，连头皮都露出来了。

所以，回家第二天，她就忍不住偷偷洗头了。

琪琪生产前在网上搜过很多资料，很多现代派都支持洗头，只有老传统不让洗头，一部分新妈妈觉得宁可信其有，不可信其无，所以也支持不洗头。琪琪是比较反传统的，她趁大伙带孩子去社区门诊打预防针时，一个人在卫生间，打开了浴霸，弓着腰在洗脸盆里洗了头。

头发洗了，舒服了，但心里开始忐忑不安，觉得头皮嗖嗖地像进风一样。难道因为天天出汗，把毛孔给撑大了，一点水汽寒气都见不得？

晚上，琪琪就发烧了。大家都不知道该怎么办，因为还要喂奶，段大姐电话嘱咐婆婆熬了一大碗姜汤给她喝。

第二天早上，不退烧。于是去了医院。

医生开了退烧药和感冒药，说不必停止喂奶，如果病情恶化再上医院。

琪琪回家被段大姐监督着大量喝水，不停地代谢，加上药物作用，半天后终于退烧，大家松了一口气。

琪琪再不敢大意了，整个月子的后半部分，愣是没敢再像之前那样放肆地洗头，而是改为擦洗，洗澡也如此。月子里一直不停地出汗，四月的家里已经停了暖气，忽冷忽热，气温不稳定，琪琪再不敢造次。

事后，琪琪总是说，"不听老人言，吃亏在眼前"，真是有道理啊！

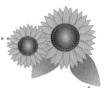

"阳光大姐"洗头法

1. 关好门窗，室温调整到26℃以上（包括浴室和房间），备三个大毛巾、干发帽。

2. 坐洗法：

（1）卫生间放一中凳，产妇坐上，领窝围上干毛巾，两腿张开，躬身低头，用花洒热水浇头洗发，水温先用手试好。产妇自洗、月嫂或者家人帮忙洗皆可。

（2）洗完后用干毛巾擦干头发，轻轻梳理透，戴上干发帽。没有干发帽的，用干毛巾将头发反复擦干，再用干毛巾包头，至头发八九成干时取下毛巾让头发自然干透。月子过半后，在身体没有其他不适的情况下，可以使用吹风机的热风吹干头发。月子期间掉发多是正常现象，不必惊慌，随着身体内激素水平的平衡慢慢会好的。

（3）喝上一杯热乎乎的红糖姜水。

3. 躺洗法：适用于身体较弱的产妇，预防晕倒摔倒。

（1）在产妇领窝围上干毛巾，令其躺在沙发上，头悬垂。月嫂或家人用盆接水为其洗头发。

（2）洗完用干毛巾擦干头发，方法同"坐洗法"。

（3）喝一杯热乎乎的红糖姜水。

4. 洗完头发，进行放松按摩，放松紧张疲劳的面部、太阳穴、耳根、后颈及头皮。

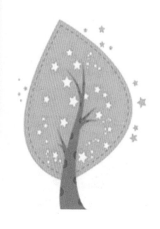

感冒发烧，
耳朵起了疱疹

安红是周兰琴大姐的客户，产后也感冒了。

安红顺产回家后，周大姐帮她洗了一次澡，护理得当，没感冒。她胆子就大了，觉得没事儿。

产后十五天，一个人在家洗澡。她事后说是严格按照周大姐教的办法洗的，也准备了红糖水，洗完也喝了。最后才承认，因为想着自己洗澡不在卧室里，就打开卧室窗户通了会儿风，洗完澡出来却忘记关窗户这事儿，结果吹着了。

下午发现有点低烧，不想上医院，可晚上就烧到了38.5℃。

周大姐连夜赶过去，用生姜、大葱、红糖煮了水给她喝，又用了鸡蛋清降温法，将无纺纱布浸上鸡蛋清直接敷在额头上，连续不停地敷，直到退烧。

第二天，安红的耳朵上起了疱疹，不碰也不疼。

周大姐建议她还是上医院看看。这回她不犟了。去医院打了针，稳定了病情。

其实，耳朵上的疱疹是毒素排出的一种方式，将其刺破，用棉签挤掉水分，保持干燥，洗脸时不碰到，慢慢就会自行恢复了。

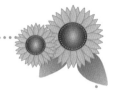

"阳光大姐"安全洗澡法

淋浴：剖腹产和顺产有侧切的产妇，要等伤口愈合后方可淋浴。

1. 先把浴室温度调到24℃~28℃之间，水温控制在41℃左右。

2. 洗澡要迅速，以10~20分钟为宜。

3. 浴室准备凳子，洗完后先坐着休息一会儿，再起身穿衣，避免头晕摔倒。

4. 条件允许的话，令一人从旁协助，擦干身子，穿衣戴帽后稍开浴室门，待浴室内外温度平衡后再出去。

5. 洗完喝杯热红糖水。

擦浴：淋浴之前，或者条件不允许淋浴的产妇，可以进行擦浴。

1. 尽量把房间温度调到24℃~28℃之间，水温控制在45℃左右。

2. 不脱衣服。先擦洗前胸，再擦洗后背，可请家人帮忙。

3. 脱一条胳膊的袖子，擦洗这只胳膊及腋下，之后穿上干净衣服的袖子。

4. 再脱另一条胳膊的袖子，擦洗胳膊及腋下，穿上干净衣服的另一只袖子。

5. 上身出汗较多，擦洗上身即可。下身护理另论，头单独洗。

洗澡注意事项：

1．洗澡时不宜空腹，也不宜太饱。

2．不要盆浴，防止发生阴道逆行感染。

3．水温不宜太高，不要超过45℃。

4．洗完不宜马上开空调降低室温和开窗通风，以防感冒。

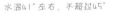

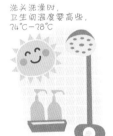

洗头洗澡时，卫生间温度要高些，24℃-28℃

水温41°左右，不超过45°

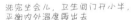

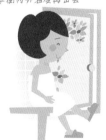

洗完坐会儿，卫生间门开小半，平衡内外温度再出去

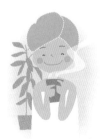

洗完喝杯热红糖水

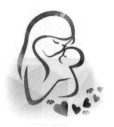

产后感冒的预防及护理

1. 预防感冒措施

由于新妈妈产后气血两虚，抵抗力下降，加上出汗较多，全身毛孔张开，一旦身体突然经受急剧的温度变化，便很容易患上感冒。所以，新妈妈要注意：

（1）足部保暖。如果脚部受凉，会反射性地引起鼻黏膜血管收缩，使人容易受到感冒病毒侵扰。新妈妈要注意足部的保暖，最好能时刻穿着袜子，不要穿没后跟的拖鞋。

（2）经常搓手。人的手上有很多经络和穴位，经常搓手能促进手部的血液循环，从而疏通经络，增强免疫力，提高抵抗感冒病毒的能力。

（3）保温、通风。新妈妈的卧室温度最好保持在24℃~26℃，保温的同时也要注意通风，每天应开窗通风2~3次，每次15分钟。通风时，新妈妈和宝宝暂到其他房间，避免对流风直吹而着凉。空气干燥的时候，可以在房间里放一个加湿器或者一盆水，同样能起到预防感冒的作用。

（4）皮肤清洁。新妈妈出汗比较多，衣裤、被褥常被汗水浸湿，容易滋生病菌。因此，新妈妈的衣裤和被褥必须勤换勤晒，这样不仅能保持清洁，而且还能借助阳光中的紫外线杀死病菌。

（5）隔离消毒。如果家中有人患了感冒，应立即采取隔离措施，并同时用食醋熏蒸法进行空气消毒，以每立方米食醋5毫升~10毫升的比例，加水2~3倍将食醋稀释，关紧门窗，加热使食醋逐渐蒸发掉，有消毒防病的作用。

2. 感冒的家庭护理

（1）产后外感风寒发热、鼻塞，可喝热的红糖姜水，盖厚被子捂汗，多喝水来降温。

（2）汗出得多要用干毛巾擦，不可用湿毛巾，热的湿毛巾也不行，尤其不能擦后背，否则会引起发烧。

（3）感冒后，必须补充大量水分，可以多喝白开水、姜糖水、冰糖梨水及各种新鲜果汁等。饮食要清淡、易消化，不吃辛辣、刺激、油腻食物。

（4）发烧时，可在医生的指导下，口服一些中成药；发烧的产妇必须卧床休息，及时进行物理降温；如果出现高烧不退、咳嗽加重、呼吸困难等症状，应尽早去医院治疗。

（5）饮食疗法。在感冒初期，新妈妈不妨试一试饮食疗法。

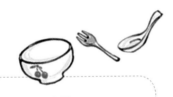

红糖姜橘茶

橘皮、生姜各10克，切细丝，加水煎至半碗，服用时加入红糖适量，趁热服用。服后盖被休息，有助于退烧，缓解头痛。

糯米葱粥

糯米100克，洗淘后加水适量煮粥，将熟时，加入葱白数根煮至熟，空腹食用。

葱姜萝卜红糖水

葱白10厘米长一段，白萝卜10厘米长一段，姜3~5片，香菜2~3根，红糖适量。把葱白、白萝卜、姜、香菜加水大火煮开，小火煮至白萝卜酥烂，后加入红糖溶化，趁热服用。依此法服用后，再用热水泡脚30分钟，至全身微微出汗，过后再多喝几杯温开水，每天2~3次，很快便会痊愈。

白菜萝卜汤

白菜心250克，白萝卜60克，加水适量，煎好后放入红糖15克左右，趁热喝汤吃菜。

3. 感冒后哺乳注意事项

哺乳时要跟宝宝亲密接触，有些妈妈怕传染给宝宝而不敢继续哺乳。事实上，刚出生不久的宝宝自身带有一定的免疫力，只是轻微感冒的妈妈不用过分担心传染，可在喂奶时戴上口罩。如果感冒后伴有高烧，需暂停母乳喂养1~2日。停止喂养期间，记得要经常用吸奶器把乳房吸空，才不影响日后奶水的正常分泌。

感冒虽然不会在太大程度上影响母乳喂养，但最好还是请家人、月嫂多帮助照看宝宝，产妇则应抓紧时间休息。休息好了，感冒才能好得更快。

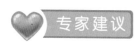
专家建议

产妇产后出现发热的状况，一定要区分到底是普通感冒、产褥感染，还是产褥中暑。如病情加重一定得及时就诊，避免耽误病情。另外，产妇产后一定得注意保持居室的通风，避免室温过高，衣着应宽大透气，以自觉舒适为宜，以利于散热。

我的记事

15

尿潴留妈妈

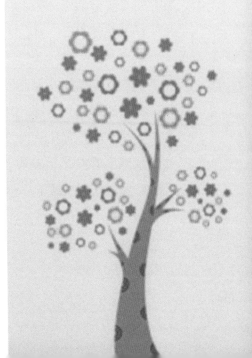

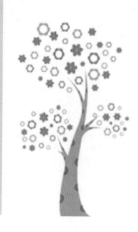

胖妈产后不起床，得了尿潴留

胖妈是个名副其实的胖妈，生产时230斤，剖腹产。

胖妈还有个看不出来的"毛病"——洁癖！不愿意旁人动她，所以，拔了尿管也不起来上厕所。尽管段美大姐从出病房起就不停地给她按摩，她还是尿潴留了。为了解除痛苦，再次插了导尿管。

导尿后，段大姐给胖妈做了一整套护理：

首先，戴上一次性手套，帮胖妈热敷了会阴部，并按摩会阴部肌肉，增强尿道口肌肉的感觉。胖妈扭捏半天，架不住病痛的折磨，最后只得把自己交给了段大姐。然后，段大姐准备了一个小盆，刚好能放到马桶里，里面加上热水，扶了胖妈坐在马桶圈上，用水蒸气熏蒸阴部。熏完，给胖妈用上开塞露，让她重新坐到马桶上，打开水龙头，让她看着水流听着水流声刺激排尿，过了一会儿，尿出来了。

段大姐舒了口气，终于可以不用再插尿管了。

段大姐说，她还有个客户，本身就是儿科大夫，顺产，她的尿潴留发生在产后六小时。

起因是起床。生完一小时后，她起床准备排尿。虽然格外小心，段大姐也扶着她，但还是因为低血糖晕了。于是赶紧让她躺下，等头不晕、身体舒服点再起床，却怎么也尿不出来了。段大姐依然用护理胖妈的手法帮助她，成功度过了尿潴留危机。

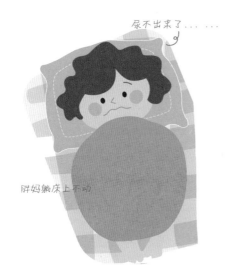

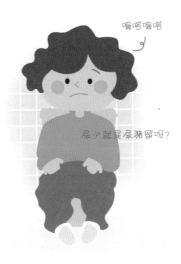

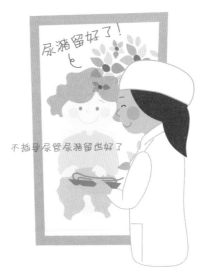

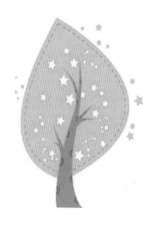

细心观察，
避免二次插尿管

小新妈是王静大姐的客户。剖腹产。

手术第二天拔了尿管后，王静大姐扶她去排尿，她说尿感不强，会阴部有点麻木。王静大姐估计尿不多，就扶她回床，继续输液，中间给她喝了大约400毫升水。

过后，小新妈说想尿尿，憋得不行了。到了卫生间，渐渐沥沥尿了，王静大姐凭经验听着，感觉大约尿了有200毫升左右，就回床休息。

可是，不一会儿，小新妈又要尿，又觉得憋得不行了。医生问了一下情况，说："尿潴留，如果憋得很痛，就先给你插上导尿管。"

王静大姐一听，觉得不妥，按照小新妈刚才的尿量和这回输液的时间，她应该没有她描述的那么憋，可能是插尿管刺激了尿道口，所以时常有尿意，一旦有点尿就觉得憋得不行。于是，就把情况给医生描述了一下，决定再观察观察。

王静大姐拿出阳光大姐的专业护理法来，帮小新妈热敷、按摩、熏蒸。

护理完，第一次去排尿，能连成线了。

连续护理三天，好了。避免了二次插尿管的痛苦。

王静大姐说，尿潴留产生的原因有很多，轻微的都可以通过护理得到恢复；如果较严重，护理解决不了的，要尽快找专业医生，他们有更专业的解决办法。

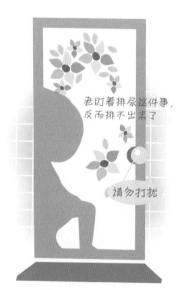

老盯着排尿这件事，反而排不出来了

请勿打扰

过于紧张，尿不出来了

29岁的小谭，顺产，很顺利。一出产房回到病房，家人就赶紧问医生需要注意什么。医生说，两小时后起床小便，不然会得尿潴留。

于是一家人都盯着这件事，不停地看时间，你吩咐我，我叮嘱你——两小时后扶她起来尿尿啊，别忘了。

周兰琴大姐觉得他们太过于紧张了，搞得像个仪式一样。开导他们不必过于紧张，自己会提醒小谭起床小便的。

两小时一到，周大姐扶小谭去卫生间，她却一点尿意也没有。周大姐戴手套帮她按摩了会阴部，用热水熏蒸，打开水龙头听水声，所有的手段都用了，就是尿不出来。

四小时过后，医生说，再这样下去会把膀胱撑坏了。于是，顺产的小谭就被插上导尿管了。刚插上就排出500毫升尿液出来，但小谭居然一点尿意也没有。

这是典型的尿潴留。医生说，估计是心理太紧张，要放松，不要太注意这件事。

第二天，拔了尿管，周大姐跟小谭做了思想工作，然后跟她聊聊乳房、喂奶、怎么抱孩子、怎么给宝宝喂奶、怎样观察宝宝的反应等，转移她的注意力，周大姐讲得很专业，还有示范，家人也都跟着听，好像忘记了尿潴留这件事情。

周大姐看时间差不多了，就扶了小谭去卫生间，打开水龙头，让她坐在马桶上，看着水流，听着水声。嘿，你别说，好了！

所以，情绪过分紧张也会造成尿潴留。

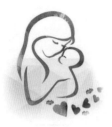

关于产后尿潴留

1. 什么是产后尿潴留

产后尿潴留，是分娩过程中子宫压迫膀胱及盆腔神经丛，使膀胱肌麻痹，膀胱内充满尿液而不能正常排出，形成产后尿潴留。

一般来说，妈妈在顺产后4~6小时内就可以自己小便了，但如果在分娩6~8小时后甚至在月子中，仍然不能正常地将尿液排出，并且膀胱还有饱涨的感觉，那么，就说明已经患上尿潴留了。

产后尿潴留可分为完全性和部分性两种。前者是指自己完全不能排尿，需要依靠导尿管；后者是指仅能排出部分尿液。产后尿潴留不仅影响子宫收缩，导致阴道出血量增多，还是造成产后泌尿系统感染的重要因素之一。

2. 产后尿潴留发生的原因

（1）害怕排尿。产妇产后由于外阴创伤，惧怕疼痛而不敢用力排尿，导致尿潴留发生。家人应首先帮助产妇排除顾虑，鼓励她尽早下床排尿，即使没有尿意也要尝试。

（2）腹壁松弛。由于妊娠时腹壁持久扩张，产后发生松弛，腹压下降，无力排尿。建议孕妇在孕期多运动，加强腹肌锻炼，可以在一定程度上减少此种状况的发生。同时，要在医生的指导下进行腹肌锻炼，严重者医疗手段干预。

（3）生产时产程较长，膀胱受胎儿压迫较久，粘膜水肿及充血，暂时丧失收缩力而使功能失调，又或者膀胱颈部粘膜肿胀，都可能导致尿潴留的发生。

（4）产后膀胱肌张力差，膀胱容量增大，对内部压力的增加不敏感而常无尿意，以致积存过量小便而导致尿潴留。

（5）药物副作用。产前或产程中应用大剂量的解痉镇静药，如剖腹产打麻药、顺产无痛分娩、妊娠高血压综合症应用硫酸镁等药物，都会降低膀胱张力而引起尿潴留。

（6）膀胱神经功能紊乱。产后会阴侧切或会阴撕裂造成外阴创伤疼痛，使支配膀胱的神经功能紊乱，反射性地引起膀胱括约肌痉挛而发生产后尿潴留。如果产妇发觉自己有尿潴留现象，应该及时寻求医生的帮助，切不可听之任之。一般来说，多喝水，并采取简易的辅助方法就可以起到缓解作用。

（7）心理因素。产后过于紧张，也可能导致尿潴留。碰到这种情况，放松心情，转移注意力即可。

3. 如何应对尿潴留

（1）多坐少睡。产妇不要总躺在床上，这样容易降低排尿的敏感度，有可能阻碍尿液的排出。顺产产妇，可在产后6~8小时坐起来；剖宫产产妇术后24小时拔除导尿管后可以坐起来。

（2）听流水声。如厕时打开一旁的水龙头，听听流水的声音，利用条件反射解除排尿抑制，使新妈妈产生尿意，促使其排尿。

（3）水疗法。

① 热水熏蒸法：备直径30厘米小盆一个，盛60℃~70℃左右热水，放置于马桶内，产妇坐于马桶垫圈上，利用热气熏蒸。同时打开水龙头，边看水流边听水流声，如有尿便可自然排出。

② 温水冲洗法：可用花洒，调水温至肤感舒适，直接冲洗尿道口，解除括约肌痉挛，刺激膀胱肌收缩。

（4）开塞露纳肛法。利用排便促使排尿的神经反射原理，采用开塞露纳肛，促使尿道肌收缩，内括约肌松弛而导致排尿，可快速见效。

（5）按摩法。在排尿前即可采用此法刺激排尿。将手置于下腹部膀胱处，向左右轻轻按摩10~20次；排尿后还可再用手掌自膀胱底部向下推移按压，以减少膀胱余尿。

（6）大蒜疗法。根据大葱或大蒜的辛温解表的药理作用，用其治疗产后尿潴留。取大葱或大蒜300~500克，捣烂成泥状，用纱布包裹，敷在脐下耻骨上膀胱充盈处（也就是中极、关元、气海穴位），15~30分钟后取下，排尿，在便盆内放300毫升左右开水熏蒸效果更佳。

经过上述几种方法仍不能及时排出尿液或者仅能排出部分尿液，而下腹部膀胱处还是疼痛难忍，触之即有尿意但又排不出来的话，应立即就医。同时，如果出现尿频、尿急、发热、恶露异常等现象，也应该及时就医。

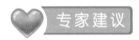 专家建议

产后尿潴留是常见的产褥期并发症，因此对其预防是很重要的。首先应解除产妇对排尿疼痛的顾虑，鼓励产妇尽早解小便，并进行膀胱充盈功能锻炼，产后两小时就要询问产妇是否解过小便。同时适当地做产后运动，如缩肛、抬臀、抬腿，尽早下床活动，以利于体力恢复，且能使骨盆底及腹肌张力恢复，从而促进排尿。

我的记事

16

高龄妈妈

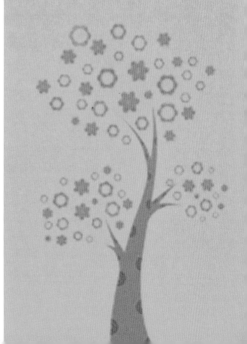

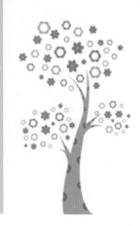

42岁妈妈，床前站一夜

甄妮42岁才当上妈妈，怀上这个宝宝很不容易，所以总是担心宝宝，唯恐宝宝有什么不妥。

一天，段美大姐下班走了后，甄妮在家照看宝宝。临睡前，宝宝打了个喷嚏，这本来平常，可是甄妮就担心得要命，打电话问了段大姐。段大姐说，打喷嚏正常，和大人一样，气温变化或者有什么东西刺激鼻孔，都会引起打喷嚏。摸摸宝宝体温是否正常，正常的话就没事。

结果，甄妮在宝宝床前站了一晚，不停地试体温。早上段大姐一进门，看她像老了十岁，披头散发，眼圈发黑，脸色焦黄。令人担心她这样会搞出抑郁症来。

后来，在家人和段大姐的疏导下，甄妮慢慢好起来。段大姐会转移她的注意力，跟她聊天，鼓励她，陪她一起练习给宝宝做抚触、洗澡、剪指甲，告诉她初生的婴儿如何增强抵抗力，宝宝成长得很健康，多看宝宝健康美好的一面，少思量负面信息，更不要看了某些育儿文章后对号入座。

偶尔，她还是会大惊小怪。大家只是宽容地笑笑，她就明白了。

知道调整就好！

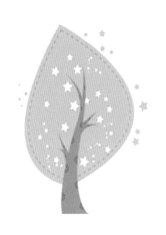

36岁妈妈，
生产后静脉血栓了

郝萍，36岁。剖腹产。

产后没几天，段美大姐发现她的右腿有些浮肿，问她痛不痛，她说有点痛，不愿意下地。医生诊断为右腿静脉血栓，马上打了溶血针。

医生说，妇女在怀孕时，血液中的凝血因子会增多，溶解血块的因子会减少，这种现象在产后会持续一段时间，从而使血液处于容易形成血栓的高凝状态。

产妇如果较长时间地躺在床上休养，未能及早起来活动，就容易导致血液循环变慢，血液淤积在深部静脉血管中，凝结形成血块，造成栓塞。

孕妇生产之后，应改变传统的"坐月子"方式，避免久坐久卧，产后第二天就该起来活动，完全躺在床上是不可取的，如果行动不便，也要经常在床上活动自己的下肢，避免发生栓塞。

另外，产妇过度补充营养也不科学，如果产后大量进食高蛋白、高脂肪、高糖等食物，会使血液黏稠度高，下肢血流缓慢。应鼓励产妇多饮水，进食低糖、高纤维、高蛋白、高钙、适量脂肪饮食，多食新鲜蔬菜、水果，禁食辛辣刺激性食物。

产妇若发现下肢肿胀、疼痛时，千万不能大意，要及时去医院血管外科就诊，避免因延误就医引起肺栓塞，导致呼吸、心跳骤停，甚至死亡。

高龄剖腹产妈妈，因为年龄大，身体恢复慢，医生和家人大多建议卧床静养时间长一些，就更容易引起静脉血栓。因此一定要注意督促她们多活动，在饮食上也要给予调节。

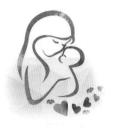

高龄妈妈产后问题及护理

高龄妈妈，在医学上指35岁以上的妈妈，但事实上，30岁以上的妈妈，医院都会将其列入高龄妈妈予以特别关照。许多初产大龄妈妈总觉得自己是30岁的身20岁的心，不是特别注意保养和细节。而有些怀孕十分困难的高龄妈妈呢，又过分小心，不敢乱说乱动，月子坐得战战兢兢。

1. 高龄妈妈产后面临的问题

（1）子宫恢复慢。即便你觉得自己身体很棒，还像20多岁一样，但身体内部的变化遵循自然规律，无法"逞强"。所以，高龄妈妈产后要加强子宫收缩护理，让孩子勤吸奶，用五指提拉乳晕或用两指揉捏乳晕，以促进子宫收缩和恢复。

（2）乳汁容易不足。因为年龄原因，本身激素不足，容易导致乳汁不足。面对这种情况，可以让孩子多吸奶促进泌乳，在恰当时机科学催乳。但如果还是达不到纯母乳喂养，就不要强求，顺其自然。

（3）抵抗力弱。随着年龄增大，身体机能退化，必然抵抗力减弱，产后七天之内不要洗头、洗澡，避免感冒，建议12天之后再洗更稳妥。

（4）容易焦虑。大龄妈妈因为自身激素分泌不足，加之产后激素紊乱，容易情绪异常，小小的事件都可能引发其焦虑甚至抑郁。所以，更要小心产后的情绪护理和心理疏导。

总的来说，高龄妈妈身体机能有一定退化，有的还有产后并发症，需要特别注意产后保养。

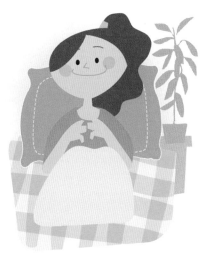

高龄妈妈，子宫恢复慢

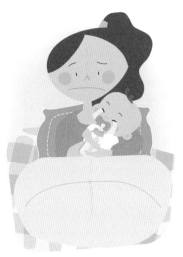

激素不足，乳汁容易不足

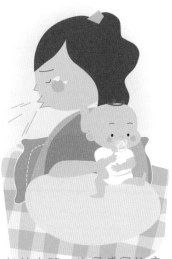

抵抗力弱，容易感冒生病

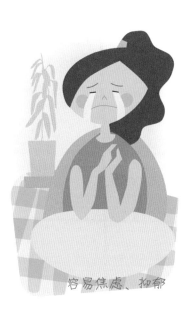

容易焦虑、抑郁

2.高龄妈妈产后护理

（1）产后42天都要静养。高龄产妇产后首先要注意的就是静养。整个产褥期（产后42天）都要在安静、空气流通的地方静养，不宜过早负重及操持家务。

（2）高龄产妇中有60%都是剖腹产，要保持良好心态，过好术后三关。

一是排气关，术后麻醉过后，如下半身有感觉，要尽量动一动，先是动动脚，身体允许的话可以来回侧身，6个小时后喝些萝卜汤，可以助排气，避免肠粘连。

二是排尿关。产后第二天拔掉尿管后，要尽早排尿，不要等到有尿意了才尿，因为插尿管后肌肉的感觉已不灵敏，时间过长反而会排不出尿。

三是下地行走关。术后刀口有牵拉感，由于失血也会感到头晕，但还是要尽可能早下地，慢慢尝试，促进淤血的下排，同时减少感染，防止发生盆腔静脉血栓和下肢静脉血栓。早点儿下地行走可促进肠蠕动，减少肠粘连、便秘及尿潴留的发生。在产后48~72小时后，产妇还可以走得更多一些，根据产妇的身体状况来进行调整。

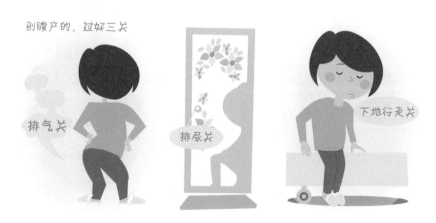

剖腹产的，过好三关

排气关　　排尿关　　下地行走关

（3）产后宜温补，不宜大补。高龄产妇产后都很虚弱，月子里一定要吃些补血的食物，但不能吃红参等大补之物，以防虚不受补。比较适合的是桂圆、乌鸡等温补之物。此外，要补充蛋白质，可以促进伤口愈合，牛奶、鸡蛋、海鲜等动物蛋白和黄豆等植物蛋白都应该适量食用。所怀婴儿个头大的产妇，由于子宫增大压迫下肢静脉，容易引起痔疮，所以还应多吃水果蔬菜。总体说来，产妇的饮食宜清淡可口，易于消化吸收，且富含营养及足够的热量和水分。温补有讲究，要根据产妇产后的身体恢复情况安排，不可乱来。

（4）年龄越大越易产后抑郁。从临床上来看，孕妇年龄越大，产后忧郁症的发病率越高，这可能与产后体内激素变化有关。很多产后抑郁症病例在产前就已经有先兆了，如常常莫名哭泣、情绪低落等，产后大家关注婴儿过多，容易忽略产妇，家人一定要多关心高龄妈妈的情绪变化。

（5）月子期间仍然要特别注意四点：

①不要用凉水洗手或者洗衣物等，过凉的水会刺激神经，引发不适。

②尽量不要被冷风吹到头部、腰部等部位，双脚要注意保暖，有利于血液循环。

③坐月子期间注意休息，保证睡眠，不要过于疲劳，以利于身体恢复和乳汁

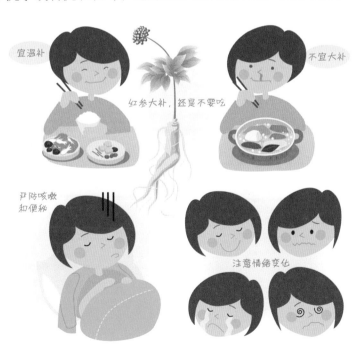

分泌。

④ 严防慢性咳嗽和便秘。对于顺产的高龄产妇来说，一旦出现慢性咳嗽和便秘，一定要及时治疗。产后盆腔韧带松弛、盆底肌肉受伤，咳嗽时用力，容易造成子宫脱垂、膀胱膨出及直肠膨出，严重时甚至会小便失禁，也不利于盆底肌肉的恢复。比较好的办法是坚持做保健操，包括吸气、屏气、缩肛运动等。

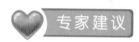

医学上认为35岁以上的产妇为高龄产妇。随着年龄的增加，孕妇易出现妊娠期并发症，胎儿也易患某些疾病。高龄产妇还往往担心妊娠及保胎成功与否、能否顺利生产等。因此，在孕前、孕中及产后，都应做好完善的检查，尽量避免不良情况的出现。

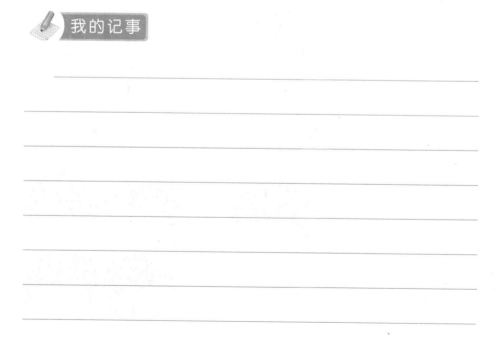

我的记事

17

痔疮妈妈

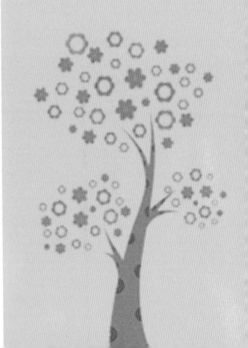

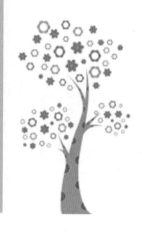

脱肛妈妈烦恼多

段美大姐说，产后妈妈得痔疮的数不胜数。

郭玲，29岁，顺产。生孩子前就有外痔，不严重。

生完宝宝后第一次排便，段大姐怕她使劲引起侧切伤口疼，替她用了开塞露。可是，便后她仍然脱肛了。

怀孕和生产，都会压迫下身的静脉血管，导致血流不畅，容易引发痔疮。郭玲产前就已经有痔疮，这次顺产加重了症状，排便时稍一用力，直肠就脱垂出来了。这种情况，可以试着让直肠自动复位，如果不行就手动复位，注意护理，像清洗和消炎等，还要密切观察。

于是，段大姐弄了点盐水替郭玲清洗了患处，用棉签轻轻揉干，让郭玲俯卧于床上，看直肠能否自动复位，结果不行。段大姐就带上一次性手套，动手帮她塞了回去，疼得郭玲倒抽气。

就这样，每天郭玲大小便都会引起脱肛；每天段大姐都要至少替她清洗，推回四五次。

在此过程中，段大姐也使用过一些偏方，比如无花果叶子煮水清洗，花椒、艾叶煮水清洗，无花果叶子直接捣烂成泥敷患处等。

此外，要配合饮食调理，多喝汤，多吃高纤维食物，预防便秘，大便时不要久蹲，每天做缩肛运动，多趴着休息。半个月后，郭玲的脱肛痊愈了。

段大姐说，不管什么毛病，都离不开精心护理！

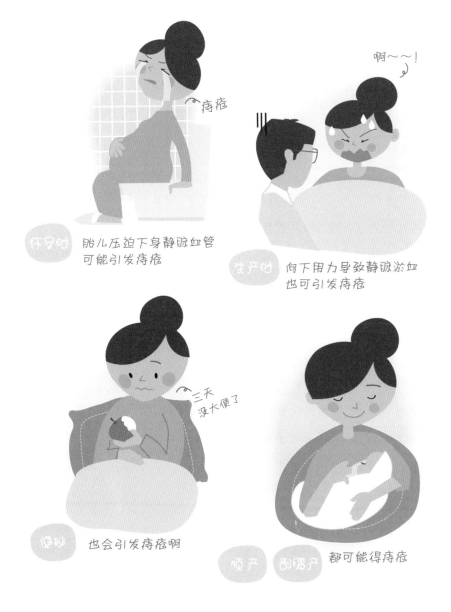

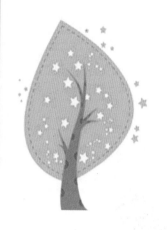

剖腹产也得了痔疮

都以为产后痔疮是顺产妈妈的"专利"，其实不然，剖腹产妈妈丁燕就是其中一个。

好多准妈妈在怀孕期间因为胎儿增大，压迫直肠，影响到静脉的血液回流，就可能形成痔核，产后很容易发作。

段美大姐安慰丁燕说，产后痔疮不要紧，只要保持大便通畅，改变用力屏气排便和久蹲的习惯，便后清洁，避免感染；同时多食水果及谷物，通过饮食调节来调理，一般不会有并发症，不必太过忧虑。

丁燕的痔疮只是排便时引起出血。那么可以每次排便时用开塞露，便后清洗干净，抹上痔疮膏，先让开裂的伤口恢复好，不出血了，就可以通过按摩来改善盆底肌的张力，也可以通过敷药来消炎散瘀，打通血流，慢慢会好的。以后只要注意饮食，不出现便秘就问题不大。

如果通过简单护理解决不了的，就只有上医院治疗了。

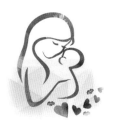# 产后痔疮常识

女性怀孕后，随着胎儿的发育，子宫也在不断地扩大，会影响到静脉血液的流通，造成血液回流不畅，导致形成痔疮。

痔疮有内痔、外痔及混合痔之分，以内痔为例，常见症状是无痛性、间歇性便血，早期便血多数是由便秘引起的。

内痔的一种情况是，痔疮在大便后脱出肛门外，便后可自行回复；还有一种情况是，痔疮呈紫色，脱出肛门外而不能回复，疼痛难忍，产后易出现这种情况。

1. 产后痔疮的原因

（1）妊娠期因胎儿增大压迫直肠，使直肠肛门的静脉回流发生障碍，引起痔静脉曲张而形成痔疮，或形成痔核，产后发作成痔疮。

（2）胎儿发育期，子宫挤压直肠，使直肠向后倾斜，弯曲度增大，大便通过比较慢，故容易引起便秘，从而产生痔疮。

（3）分娩时可造成肛门局部的痔静脉回流障碍，产妇较长时间的用力，更促使了静脉瘀血，引起痔疮，甚至造成痔静脉的破损，导致血栓性外痔以及炎症性外痔。

（4）产后，随着胎儿的娩出，胃、小肠、大肠回复到正常位置，由于压迫因素的去除，肠蠕动变慢，加之分娩后盆腔肌肉及肛门周围肌肉过分紧绷，会阴伤口疼痛，产妇不敢用力排便，产后多卧位，活动少，腹壁松弛，又多进食少渣食物，长久没有便意，都易发生便秘；便秘对肛门的刺激，会引起产后痔疮发生，痔核脱出，原有痔疮加重。

产后痔疮严重时会使局部水肿、疼痛，大便时出血，有的产妇害怕疼痛而憋着大便，引起便秘，使痔疮更加恶化，形成恶性循环。

2. 产后痔疮的危害

痔疮病变部位受肛门内致病菌感染入侵，可能产生一种"SP痔毒"，不但威胁着女性健康，还会殃及婴儿的健康。

产后女性的"SP痔毒"会污染奶源，是母乳喂养的隐形杀手，随母乳进入婴儿体内，会导致婴儿免疫力下降，引起发烧、感冒、惊悸及感染流行性疾病。由于此类痔疮多发于女性产后，并且难以治愈，医学把这一时期的痔疮定性为"产后痔"。女性产后痔疮长期不治还会导致病菌入侵血液引起阴部、乳腺、盆腔及附件、直肠癌、心脑血管等疾病。所以说产后痔疮一定要引起重视，尽早治疗。

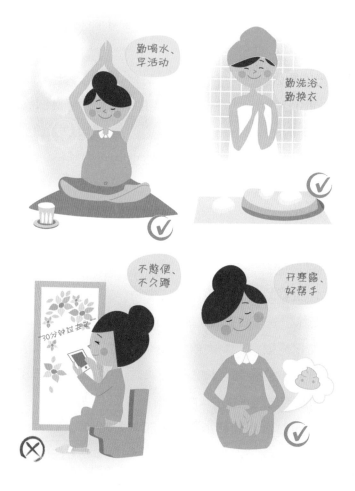

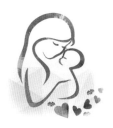

产后痔疮的护理

1. 产后痔疮常规护理方法

（1）勤喝水，早活动。由于产后失血，肠道津液水分不足，以致造成便秘。而勤喝水，早活动，可增加肠道水分，增强肠道蠕动，预防便秘。产后应遵医嘱尽早下地活动。剖腹产的产妇，一旦身体有知觉就可以扭动身体、翻身、坐起，逐渐过渡到下床走动，尽早排便。

（2）室内空气流通，室温不要过高，保持在24℃~28℃左右。气候干燥时，室内放置加湿器，保持室内湿度在40%~60%左右。

（3）勤换内裤，勤洗浴。不要盆浴，要用淋浴，最好用流动水冲洗外阴及肛周，以保持肛门清洁，避免恶露刺激，促进血液循环，消除水肿，预防外痔。

（4）早排便，早用开塞露。产后应尽快恢复产前的排便习惯。一般3日内一定要排一次大便，以防便秘；产后妇女，不论大便是否干燥，第一次排便最好用开塞露润滑，以免撕伤肛管皮肤而发生肛裂。

（5）养成定时大便的习惯，逐渐建立起大便反射，但千万不要用力憋气、久蹲，以免加剧痔疮出血、痔核脱垂以及脑血管疾病的发生。

（6）产后女性应每天做提肛运动20次，并保持肛周卫生。可每晚用温水清洗肛门，洗完后用温湿的小方巾垫在肛门处，用手指顺时针按摩。产后一段时间肛门感觉较为迟钝，水温30℃左右即可，不可过热，以免烫伤。此外，可以买一个小的吹风机，经常用温风吹肛门，保持局部干燥，以防止因潮湿而发生感染。

（7）哺乳期患痔疮，如果无其他症状，可不作特殊治疗，但要保持大便通畅，便后清洁，避免感染。如果伴随其他症状则需要去医院检查治疗。开刀治疗必须遵医嘱。对于慢性便秘的产妇，建议设法通过饮食调节来达到正常排便，改变用力屏气排便的习惯。

2. 产后痔疮的注意事项

（1）痔疮病人的饮食。

① 宜食用易于消化、质地较软的食物。

② 宜食用富含纤维素的食物，如新鲜蔬菜、水果、银耳、海带等。

③ 宜食用具有润肠作用的食物，如梨、香蕉、菠菜、蜂蜜、芝麻油及其他植物油、动物油。

④ 宜食用质地偏凉的食物，如黄瓜、苦瓜、冬瓜、西瓜、藕、笋、芹菜、菠菜、莴苣、茭白、蕹菜、茄子、丝瓜、蘑菇、鸭蛋、鸭肉等。

⑤ 久治不愈、长期出血、体虚者，宜适当增加滋补性食品，如桂圆、红枣、莲子、百合、牛奶、芝麻、蜂蜜、核桃等。

（2）痔疮病人的禁忌。

① 禁食辛辣刺激、油腻、煎炸、熏烤及热性食品，如羊肉、狗肉、生蒜、生葱、辣椒等。

② 忌吃燥热、肥腻等湿热食物和发物以及烟酒。

③ 忌暴饮暴食，过饱进食会加大痔疮的发病率。

④ 忌久坐。臀部血液循环受阻会加重痔疮症状。

⑤ 忌束腰。过紧束缚腰部，会妨碍腹腔及肛门的血液回流，影响肠蠕动，给排便带来困难，加剧痔疮。所以，产后有痔疮者不要绑腹带。

⑥ 忌憋便。

⑦ 忌讳疾忌医。有病就治，不要难为情，可以寻求家人和月嫂的帮助。

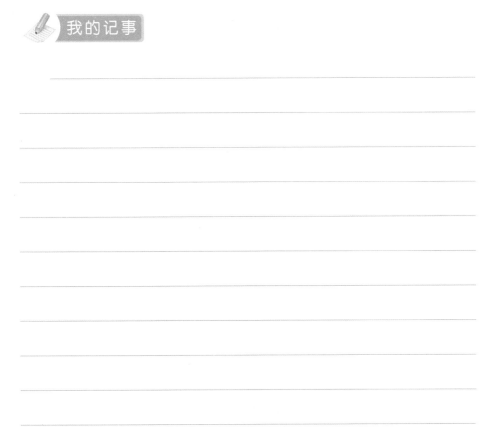

专家建议

为了避免产后患上痔疮，产妇最好尽早下床活动，注意保持会阴部的清洁，从孕期就养成每日定时排便的好习惯，多食用纤维素含量高的蔬菜、瓜果，避免食用辛辣等刺激性食物。另外，产后随着腹压降低、静脉回流障碍的结束，体内孕激素含量逐渐降低，痔核一般会在4个月内缩小或萎缩。若症状消失，则可不用手术；若痔核仍存在，则须手术治疗。

我的记事

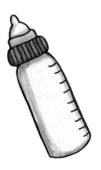

18

乙肝妈妈

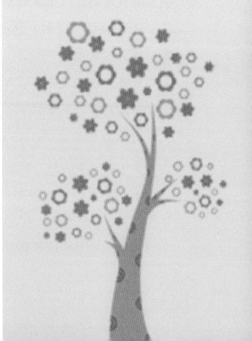

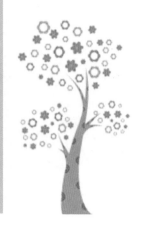

原来，有的乙肝妈妈也可以喂奶

聂娇大姐说，"阳光大姐"出于保护月嫂的健康考虑，对于乙肝携带客户，是可以拒绝服务的。但是，大姐们可没少服务乙肝妈妈，唐婉就是其中一个。

唐婉是个瑜伽教练，人长得既漂亮又有气质，怀孕时33岁了。

签合同时，聂娇大姐例行问她有没有什么病，她支支吾吾，只说生了孩子不想喂奶。聂娇大姐直言相告，即便是乙肝携带者也没关系，只要直说，是可以协商的。但如果不说清楚，将来出了问题就晚了。唐婉也直爽，承认了自己患有乙肝的事实。

鉴于唐婉的病情，医生不建议喂奶。于是直接给她打了回奶针回奶。

可没想到的是，在聂大姐十多天的精心护理下，唐婉居然下奶了。大家都觉得奇怪，不是回奶了吗？怎么又有了呢？

聂大姐说，说不定这奶宝宝能吃呢，建议拿去医院做细菌培养，鉴定一下再下结论。

于是，唐婉把奶送去了医院，也没敢抱多大希望。

一周后，结果拿回来，唐婉惊喜地告诉聂大姐："可以喂奶！"

大家都非常高兴。聂大姐开心地帮唐婉做了些催乳汤，唐婉幸福地享受起了做母亲的权利。

需要注意的是，喂奶的同时，务必要保证乳头完整不皲裂，因为乙肝是通过血液传染的，一旦乳头皲裂，就极有可能传染宝宝。所以，每次喂奶，聂大姐都严格把控好时间，决不让宝宝吮吸时间太长，以免吸破乳头。吸完奶，赶紧帮助妈妈护理乳头，保证娇嫩乳头的健康。

当然，乙肝也可能通过唾液传染，虽然全家人包括宝宝一出生都打过了乙肝疫苗，但是聂大姐还是非常谨慎。唐婉是分餐的，衣物都是单独洗涤，沾染上恶露等血液的内衣裤都处理掉。唐婉也很注意，跟人说话都站得远远的，说话时不抱宝

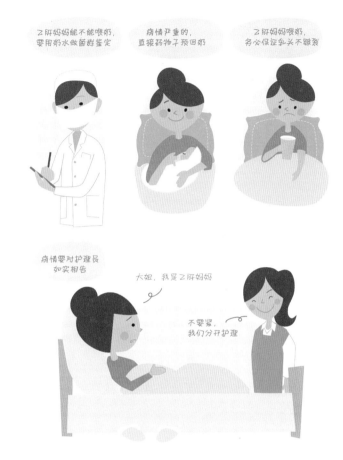

宝，每天也就是喂奶时才能小心翼翼地享受作为母亲的天伦之乐。

聂大姐说，乙肝妈妈其实很可怜，面对爱子，不能多抱抱，更不能亲吻，知道病情的人都躲避她们，而只有月嫂，懂得如何科学安全地和她们相处，让她们没有被嫌弃感。

对于乙肝妈妈，许多医生都是不建议喂奶的。然而，每个人的身体情况有差异，如果不想放弃母乳喂养，那就等有奶后做个细菌鉴定，能喂则喂，不能喂也没什么遗憾的，只是可能会饱受涨奶、退奶的折磨。

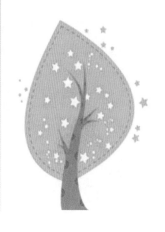

乙肝妈妈，
请你大胆说出来

　　周兰琴大姐说，她们遇到过许多隐瞒自己是乙肝患者的客户。

　　作为月嫂，如果不知道客户的情况，在护理时不小心染病的话，对她们来说，就等于失去了这个职业，这其实是不公平的。所以，公司为了保护月嫂的权益，规定对隐瞒自己乙肝病情的客户，月嫂有权拒绝为之服务。

　　月嫂们历练多年，一个个都是火眼金睛，根据一些蛛丝马迹就会明白真相，一旦如此，都会坦诚地和客户沟通，划定好服务范围，严格遵照乙肝妈妈的护理要求去服务，既解决乙肝妈妈的后顾之忧，也保证彼此的身体健康和安全。

　　石屏是周大姐的客户，30岁，乙肝病毒携带者。签订服务合同时，没有说明情况。石屏生产前，周大姐照例打电话去询问她准备得怎么样。石屏向周大姐汇报，准备去哪个医院生，买了些什么用品，最后说，还请朋友从国外带回来四大箱国外奶粉，可以让宝宝吃几个月了。

　　周大姐就纳闷了，哪有还没生就决定不母乳喂养而要给宝宝喂奶粉的，除非明确知道自己是乙肝患者。于是周大姐就"打开天窗说亮话"，问石屏是否是乙肝患者。起初石屏支支吾吾不想承认，周大姐晓之以理，说明了其中的利害关系，表明自己对患者的尊重，同时也希望得到患者的尊重。后来，石屏丈夫打来电话承认了此事，他说，石屏为这个事一直很自卑、很伤心，根本没有勇气承认，其实她就是个乙肝病毒携带者，没有什么症状，自己和她一起生活多年都没什么事，并请周大姐原谅。

周大姐的同事马济萍大姐也遇到过隐瞒真相的客户。那还是去打新生儿疫苗时，一溜儿宝宝，医生让马大姐护理的这个孩子最后打。马大姐有点儿纳闷儿，打完针又发现，别的宝宝都是左胳膊、右胳膊各打了一针，而自己抱的宝宝屁股上又加了一针，就问医生，医生说，去问家属。马大姐顿时就明白了，心里有些生气，客户不告诉自己，自己又是换恶露垫子，又是喂汤喂水，如果手上有伤口不就容易感染上了。但生气归生气，还是去跟客户开诚布公地交流，接下来的护理就顺畅多了。

乙肝妈妈，讳疾忌医并不是明智的选择。

小常识

据不完全统计，我国现有乙肝病例有一半以上都是由于母婴传播造成的。因此，阻断母婴传播途径是防治乙肝的关键。如果乙肝女性在怀孕前后预防措施得当，母体的乙肝病毒向宝宝传播一般是可以被阻断的。

孕妇携带乙肝病毒，并不是100%都会传播给胎儿或新生儿。有关专家说，是否导致胎儿、新生儿感染乙肝病毒，首先取决于孕妇携带乙肝病毒的复制程度和母体的基因缺陷，如果孕妇为乙肝"大三阳"（乙肝病毒e抗原为阳性），乙肝病毒脱氧核糖核酸（DNA）也为阳性，新生儿感染乙肝病毒的概率高达90%左右；如果孕妇乙肝病毒e抗原为阴性，乙肝病毒DNA也为阴性，其感染概率只有30%左右。这就是为什么有乙肝的家庭中有的人得乙肝、有的人不得乙肝的原因。

乙肝母婴传播有如下途径：

一是产程传播，即在分娩时婴儿的皮肤、黏膜擦伤或胎盘剥落时，母亲血液中的病毒通过破裂的胎盘进入脐带血，从而进入新生儿体内。这一过程感染的可能性最大，这种情况也最为多见。

二是宫内传播，婴儿在母体内通过血液循环而感染乙肝病毒。据了解，这种方式引起的感染约占5%。

三是分娩后婴儿与母亲的密切接触，也可以传播乙肝病毒。

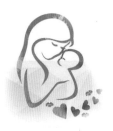

乙肝妈妈的产后护理

1. 乙肝妈妈的注意事项

（1）如果女方是乙肝病毒携带者、"大三阳"，在怀孕的第7、8、9月份，要分别注射高效价乙肝免疫球蛋白，以阻止孕妇宫内传播乙肝病毒给胎儿；待宝宝出生后，立即先注射高效价乙肝免疫球蛋白，一周后再按第0、1、6个月免疫程序（出生后打第1针乙肝疫苗，1个月后打第2针乙肝疫苗，6个月后打第3针乙肝疫苗）。

（2）如果女方为乙肝病毒携带者、"小三阳"或者男方为乙肝病毒携带者，宝宝出生后立刻按"0、1、6方案"进行乙肝疫苗接种。这样可以使95%以上的新生儿免受上一代乙肝父母的垂直传播，获得一个健康的身体。

（3）对于原先病

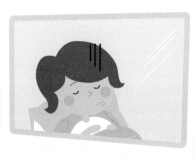

产后密切注意各种出血情况，做好床边隔离

分餐：妈妈的特别餐桌　　衣物分开洗涤　　妈妈不要亲吻宝宝

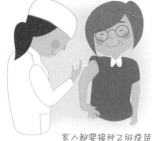

家人都要接种乙肝疫苗

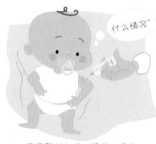

宝宝照计划及时接种、查体

情发作、经过正规医院治疗、病情稳定一年以上、身体没有任何不适、肝功能始终正常、结婚生育的乙肝患者，宝宝一出生必须及时按照"0、1、6方案"接种乙肝疫苗。另外，在新生儿出生满2个月、7个月时，抽血查"两对半"和乙肝病毒DNA，了解宝宝的免疫是否成功。

（4）急性乙肝患者经过治疗和调养后，经检查肝功能恢复正常，乙肝病毒抗原指标都已转阴且体力完全恢复，即可怀孕。

（5）乙肝病毒携带者长期随访检查肝功能系列始终正常，B超检查不提示肝硬化，可以考虑怀孕。

（6）如果患者病情正好处于炎症活动期，身体感觉不适（如疲乏无力、食欲不振、腹胀、肝区不适等），检查肝功能异常（转氨酶、胆红素升高等），这时不适合生育。

2. 乙肝妈妈产后护理

（1）乙肝妈妈产后要严密观察阴道出血、切口出血及其他出血倾向，口服护肝的药物，动态观察肝功能各项指标的变化，并做好床边隔离。

（2）一般不建议"大三阳"的母亲母乳喂养；"小三阳"的母亲，病毒含量较低，婴儿又注射了乙肝疫苗和乙肝免疫球蛋白，可以根据专业机构的建议决定是否母乳喂养。如果喂奶给产妇带来负担，使病情迁延不愈或加重，则最好停止喂奶。喂奶时应注意避免乳头皲裂，新生儿口腔有破损时停止喂奶。不能喂奶的妈妈回奶要避免使用对肝脏有损害的雌激素，可用麦芽煎服回奶或遵医嘱。

（3）肝炎急性期的产妇，自己不宜照看孩子；肝炎恢复期的产妇或者是乙肝病毒携带者，要养成良好的卫生习惯，经常洗手，不要口对口喂孩子吃东西；只要孩子出生后立即接种乙肝疫苗，就不妨碍产妇带孩子。当然，如果能够在病情痊愈后再接触孩子则更为理想。

（4）乙肝妈妈宜进食清淡、热量足够、蛋白质适当的食物，蛋白质进食量每天 1~1.5克／千克；适当补充维生素B、维生素C；遵医嘱加强护肝治疗，以促进产妇肝功能的恢复。

（5）在家中应实行分餐制。乙肝妈妈应有自己专用的碗、筷、茶杯、毛巾、牙刷、牙缸和面盆，有条件者应单独居住一室或一隅，不宜乱摸自用之外的食物和饮食器皿，被褥要勤晒，餐具面巾等要常消毒。

（6）乙肝妈妈可以抱孩子，但不要亲吻孩子。

（7）可以喂奶的乙肝妈妈的乳汁是安全的，月嫂可以协助其喂奶和做乳房疏通按摩等。

（8）洗涤护理乙肝妈妈用品要戴手套，要勤洗手。

（9）建议家人都接种乙肝疫苗，避免感染，也可以放心照顾和护理乙肝妈妈。

此外，还应重视乙肝妈妈的焦虑情绪，给予心理疏导和支持，站在她的角度上体贴、关心。对于焦虑情绪较重的妈妈，必要时要教给她放松的方法，如深呼吸、散步、听音乐等。另外，护理人员可以通过讲解乙肝妈妈感兴趣的有关新生儿的护理、喂养方面的知识，与乙肝妈妈一起给新生儿做抚触、游泳等转移乙肝妈妈的注意力，以达到减轻焦虑的目的。

如感染的是丙型、丁型或戊型肝炎，其预防方法与甲肝、乙肝的预防方法相同。空气是不传染病毒性肝炎的。因此，亦不必太过忧虑，只要按上述方法预防，病人积极治疗，就不致传播给家庭其他成员。

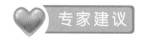

专家建议

对孕产妇而言，妊娠合并重型肝炎是我国孕产妇死亡的主要原因之一，因此，及早识别、合理产科处理是成功救治的一个重要因素。对于婴儿而言，母婴传播是乙型病毒性肝炎的重要传播途径，新生儿注射乙型肝炎免疫球蛋白和接种乙型肝炎疫苗是有效的阻断方法。

我的记事

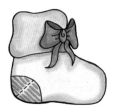

19

妊高症妈妈

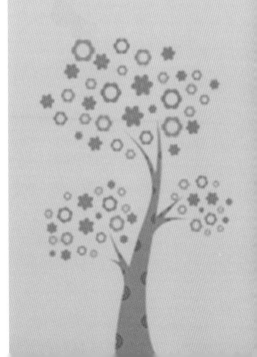

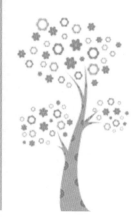

妊高症妈妈肾衰竭了

王静茹本身就是个医生，可是这也无法避免她在怀孕时患上妊高症。

静茹年龄也不算太大，30岁，因为怀孕后期妊高症引起并发症——肾衰竭、水肿，不得已做了剖腹产。孩子只有1斤9两重，在医院待了两个半月。而静茹，则在ICU病房待了三天。

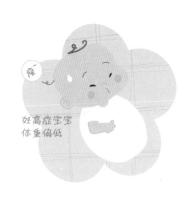

妊高症宝宝体重偏低

静茹本身并没有高血压，是怀孕引起的妊高症，但是因为家族有高血压遗传，所以一患上后就越来越严重。

周兰琴大姐说，妊高症妈妈的宝宝到了怀孕后期就不怎么长了，和糖尿病妈妈正好相反，所以，一般妊高症妈妈的宝宝生下来较小，而糖尿病妈妈的宝宝则会在孕后期疯长，一般生下来都比较大。王静茹的宝宝不到2斤，在医院养了两个半月，才长到4斤重。

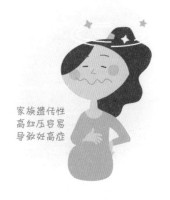

家族遗传性高血压容易导致妊高症

一般的妊高症妈妈是可以喂奶的，但是静茹因为病情严重，失去了喂奶机会。而且，她不能再怀二胎。

平常的妊高症妈妈生产后，经过一段时间的调理恢复，妊高症会自愈，但静茹这个案例是比较严重的，因为是家族遗传高血压，所以生产后也无法恢复。

对于妊高症妈妈，随时监测血压是十分重要及必要的。另外，在饮食上也要给予调理，注意排湿、利尿、淡盐饮食。

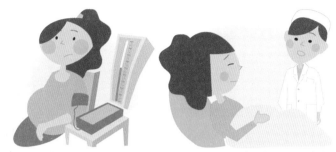

轻微妊高症产后会自行消失　　　　　　严重的妊高症产后要继续治疗

小常识

什么是妊高症

妊娠高血压综合症（简称妊高症），是妊娠期特有的疾病，多发生于妊娠20周之后。孕妇表现为高血压、水肿、蛋白尿，病情严重时会出现抽搐（子痫）、昏迷、各脏器功能衰竭等症状，甚至母婴死亡。

如患轻度妊高征，应增加产前检查次数，密切注意病情变化，和医生保持联系，并听从其指导和安排；患中、重度妊高症，一经确诊，应立即入院治疗。

部分患者会遗留产后高血压及肾病，要随时观察其血压及肾功能状况，如有异常应及时治疗。

妊高症的病因目前尚未确定，一般认为与下列因素有关：

（1）子宫胎盘缺血，羊水过多。初产妇子宫膨大过度、腹壁紧张等，都会使宫腔压力增大，子宫胎盘血流量减少或减慢，引起缺血缺氧，血管痉挛而致血压升高。也有人认为，胎盘或蜕膜组织缺血缺氧后，可产生一种加压物质，引起血管痉挛，使血压升高。

（2）免疫与遗传。临床上经产妇妊高症较少见。妊高症之女患妊高症者较多。有人认为与孕妇隐性基因或隐性免疫反应基因有关。

（3）前列腺素缺乏。前列腺素类物质能使血管扩张，一般体内加压物质和降压物质处于平衡状态，使血压维持在一定水平。血管扩张，物质前列腺素减少了，血管壁对加压物质的反应性增高，于是血压升高。

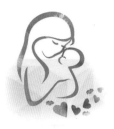

妊高症妈妈的产后护理

1. 活动

由于妊高症孕妇全身小动脉痉挛，全身水肿，产妇产后腹压骤降和孕期体内组织中潴留的液体大量迅速进入血液循环，回心血量增加，进一步增加心脏负担，可能导致产后急性心衰。产后3天内仍然是心脏负担较重的时期。下床活动时间以5~7天后为宜。

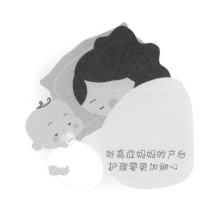

妊高症妈妈的产后护理要更加细心

妊高症患者产后因为疲倦、哺乳、情绪激动、子宫收缩等仍可出现抽搐，所以产后仍需严密观察产妇的一般情况及生命体征，加强护理，视情况鼓励其尽早下床活动，以促进下肢、盆腔的血液循环，促进恶露排出。

2. 休息

妊高症产妇比起一般产妇，更加需要充分而高质量的休息。因为产后妊高症也可能会加重，发生子痫等状况。

3. 血压和血糖

尽管部分妊高症患者分娩后的血压在一段时间内都会恢复正常，但是，一般还是要遵从医嘱服用一些降压药，用以控制血压，保持血压稳定。这些药物不会对母乳喂养造成影响。如果血压、血糖仍然异常，一定要及时就医并遵医嘱。

4. 产后复查

产后一个月务必要到医院进行检查，包括血压、尿蛋白等，多数人会在一个月左右恢复正常。如果此时血压仍不能恢复正常,应请医生及时诊治。

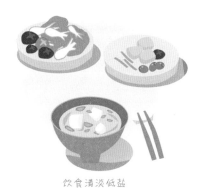

饮食清淡低盐

5. 饮食

饮食上最好以清淡为宜，即便是喝一些下奶的汤，也不要放盐。除了低盐、高蛋白外，宜高维生素、高纤维素、低脂肪，少量多餐，日液体摄入量严格控制在1000毫升~1500毫升。

6. 心情

心情要保持愉快。妊高症产妇经历了不一般的孕育过程，心理上出现产后抑郁的可能性会更大，因此，家人要帮助产妇保持愉悦的心情，帮助她们解除焦虑、不安、紧张的情绪，给她们以更多的温暖和支持。同时做好产妇的心理护理工作，及时化解产妇和家属的心理压力。

7. 其他

一般产妇要注意的诸多产后护理事项，妊高症的产妇都要更加细心地做到。比如注意保暖、不要过度用眼等。而且还要注意个人和环境卫生，特别是下身的卫生，预防感染。勤换衣服，保持皮肤和床铺的清洁干燥。室内保持空气流通，温度在24℃~26℃，湿度保持在40%~60%。

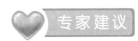
专家建议

妊娠期高血压基本是妊娠与高血压并存的一组疾病，严重威胁母婴健康。对低危人群尚无有效预防方法，对高危人群则应适度锻炼、合理饮食、补钙及服用阿司匹林。有临床表现时需遵医嘱进行药物等治疗。产后仍须监测血压、尿蛋白等指标。

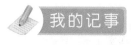

我的记事

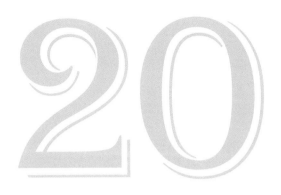

20

糖尿病妈妈

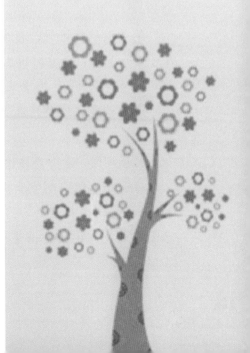

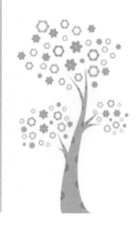

糖尿病妈妈

李源生孩子时29岁，糖尿病、甲亢患者。剖腹产，男孩足足十斤重。段美大姐说，糖尿病患者生大宝宝的很多。

糖尿病妈妈的宝宝生下来，最重要的就是预防低血糖，要及时补给葡萄糖水。李源的宝宝生下来后，查血糖值偏低，及时补充了葡萄糖水，李源一进病房就开了奶，三天后，宝宝的血糖值才4，不过，也算在新生儿的正常范围。

段大姐说，新生儿低血糖不容易发现，一般新手爸妈容易忽略。如果妈妈患糖尿病，医生、护士会随时观察。段大姐也会根据以下情形小心观察，看看宝宝是否出现精神萎靡、嗜睡、多汗、脸色苍白、无力、哭声弱、喂养困难或心动过速等情况。发现及时并及时补充葡萄糖水，就不碍事。一般来说，新生儿低血糖都是暂时的，只要饮食得当，过一阵子自己就会好。

倒是糖尿病妈妈，在生产后，要严密关注血糖值变化，并在饮食上给予密切配合，必要时医生会给予医疗手段干预。糖尿病妈妈可以顺产，但是因为产程太长，容易发生低血糖，一般情况下，剖腹产的多。

李源就是在这种情况下剖腹产的。生产顺利，只是生产后还是必须控制血糖。

月子期间，李源严格按照医生的吩咐进食，段大姐予以充分配合。

每天早上饭前测空腹血糖，如果低于5个点，那早餐就吃点带糖类的，如果高于6或者7，则注射胰岛素，注射胰岛素20分钟内必须吃饭。尽量不喝粥，粥的含糖量几乎是干食的两倍。午餐后测餐后血糖，看是否偏高。

李源家有个专门称食物重量的秤。每顿严格按照数量吃，比如一个水饺重9克，那么这一顿最多只能吃10个水饺90克。吃不饱怎么办？段大姐就多准备些蔬菜、水果作为补充，以粗纤维蔬菜、水果为主。

　　除了定量吃，还要定时吃，以防血糖骤然升高或者降低而导致晕厥。

　　此外，还建议少食多餐。

　　李源除了血糖严格检测和饮食特别护理外，其他跟正常产妇没什么两样，一直坚持母乳喂养，孩子长得不错。

　　段大姐说，有许多妊娠糖尿病妈妈，在生产后一周左右就恢复了正常产妇护理，但是，她们中仍然有发展成为糖尿病患者的可能。所以，还是应该隔段时间就检测下血糖，如果出现低血糖、头晕等症状，都要立刻检查，以免贻误病情。

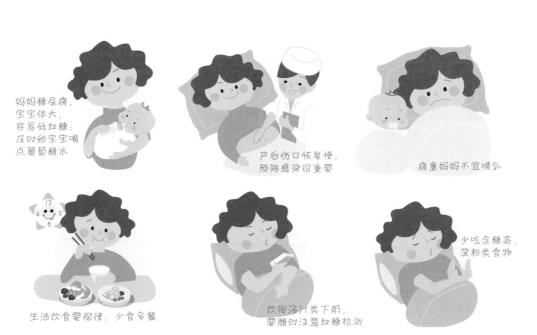

妈妈糖尿病，
宝宝体大，
容易低血糖：
及时给宝宝喝
点葡萄糖水

产后伤口恢复慢，
预防感染很重要

病重妈妈不宜哺乳

生活饮食要规律，少食多餐

饮用汤汁类下奶，
要随时注意血糖检测

少吃含糖高、
淀粉类食物

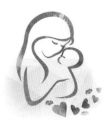

妊娠糖尿病常识

1. 妊娠期糖尿病

妊娠期糖尿病是指妊娠期间发现或发病的糖耐量异常、空腹血糖异常和糖尿病的总称。妊娠期糖尿病如控制不好可以导致严重的母体和胎儿近期和远期并发症和合并症。

妊娠合并糖尿病属高危妊娠，在整个妊娠过程中均可对母婴造成极大的危害，在胰岛素问世以前，糖尿病孕产妇及围生儿死亡率都很高。

随着人们对此疾病的不断深入了解以及胰岛素的广泛使用，使得糖尿病孕妇能减轻悲观情绪，缓解精神压力，积极配合医师的治疗，收效也很明显。尽管如此，因为糖尿病孕妇的临床过程仍较为复杂，虽然妊娠期经过严格控制血糖，产前加强胎儿监测，围生儿死亡率已基本与正常孕妇接近，但围生儿患病率仍较高。

目前有研究表明，年龄、肥胖、种族、不良生育史和糖尿病家族史是造成妊娠期糖尿病的主要因素。

（1）年龄因素。高龄妊娠是目前公认的妊娠期糖尿病的主要肇因。年龄在40岁及以上的孕妇发生妊娠期糖尿病的危险是20~30岁孕妇的8.2倍。除此之外，年龄越大，孕妇诊断妊娠期糖尿病的孕周越小。

（2）肥胖。肥胖是发生糖耐量减低和糖尿病的重要肇因，对于妊娠期糖尿病也不例外。其他环境因素如年龄、经济、文化水平及饮食结构等因素都与肥胖有协同作用。

（3）糖尿病家族史和不良产科病史。糖尿病家族史也是妊娠期糖尿病的肇因，有糖尿病家族史者患妊娠期糖尿病的危险是无糖尿病家族史者的1.55倍，一级亲属中有糖尿病家族史者升高到2.89倍。

2. 妊娠糖尿病并发症

（1）妊娠高血压疾病。妊娠期糖尿病和妊娠高血压疾病都是对孕产妇和围生儿构成严重威胁的疾病，二者在疾病发生发展中存在互动关系。

（2）早产。早产是妊娠合并糖尿病的常见并发症，发生率为9.5%~25%，明显高于非糖尿病患者，也是造成妊娠合并糖尿病围生儿发病率及新生儿死亡的主要原因。

（3）糖尿病性巨大儿。糖尿病性巨大儿是糖尿病孕妇最多见的围生儿并发症。随着妊娠期糖尿病发生率的逐年增高，糖尿病性巨大儿及其围生期与远期并发症的发生率也相应增加。近年来，妊娠期糖尿病的处理已获明显改善，但糖尿病性巨大儿的发生率仍很高，达25%~40%。

（4）羊水过多。是妊娠合并糖尿病常见的并发症，发病率达13%~36%。

（5）糖尿病急症。糖尿病急症主要包括糖尿病酮症酸中毒、糖尿病非酮症高渗性昏迷、糖尿病乳酸性酸中毒、酒精性酮症酸中毒和糖尿病低血糖等几种。

（6）妊娠合并糖尿病低血糖。糖尿病患者由于多种原因导致血糖下降。低血糖是个独立性疾病，多种原因可以导致低血糖发生，对于糖尿病患者主要是饮食、运动、口服降糖药或胰岛素应用不当所致。妊娠期糖尿病患者同样可以发生低血糖，会对孕妇和胎儿产生严重危害，甚至死亡。

（7）感染性疾病。糖尿病孕妇由于存在内分泌代谢紊乱及某些急、慢性并发症，使机体的防御功能显著减低，易感性增高。

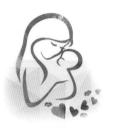

糖尿病妈妈的产后护理

1. 住院期间护理

（1）胎盘娩出后，抗胰岛素的激素迅速下降，产后24小时内应遵医嘱及时调整胰岛素剂量，并继续监测血糖变化以防低血糖休克的发生。

（2）给予产褥期一般护理，防止念珠菌等感染。腹部伤口延迟一天拆线。

2. 喂养指导

重症糖尿病产妇不宜哺乳，应退乳；轻症患者可以母乳喂养，做到尽早吸吮和按需哺乳。

3. 糖尿病新生儿护理

（1）不论新生儿体重多少，都应按早产儿护理，预防新生儿低血糖的发生。

（2）新生儿出生后1小时喂25%葡萄糖液10~30毫升，以后每4小时喂1次，连续24小时，必要时静脉注射葡萄糖酸钙。

4. 产褥期家居护理

（1）调整：因为糖尿病属慢性疾病，所以调整生活规律十分重要。最好按时起居，利于糖代谢。每周按时测量体重和血糖值，作为计算饮食和观察疗效的依据。

（2）保护：要特别注意保护双脚。应选择保暖、透气、柔软、合脚的鞋袜。每日温水洗脚10分钟，用柔软干毛巾擦干并做足部按摩。修剪趾甲，切忌太短。

5. 饮食护理

产后糖尿病产妇的饮食结构和饮食原则与其他糖尿病病人相似，但可以根据需要灵活制定食谱，注意密切监测血糖，使血糖得到良好控制。

糖尿病产妇饮食应注意以下事项：

（1）少食多餐，饮食定时、定量，避免血糖骤然升高。

（2）严格控制含糖的食物，忌食油炸等油腻食物。

（3）多吃富含纤维素、维生素及微量元素的食物。以糙米或五谷米饭、杂面馒头取代白米饭，增加蔬菜摄取量，吃新鲜水果而勿喝果汁等，少喝稀饭，如此可控制血糖的升高，也比较有饱足感。

（4）产妇在产褥期如血糖平稳，可适当饮用高营养的汤水、粥类食物，如牛奶、鸡汤、鱼汤、排骨汤等，以保证有足够的乳汁。但需加强血糖的监测。

（5）建议每周吃1~2次猪血或其他动物血，防止贫血。

（6）月子期间吃橘子、火龙果、猕猴桃等常温水果，但要用热水温一下再吃，每天食用量控制在250克左右，分两次吃。

（7）少吃含糖量高、淀粉类食物。

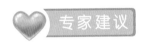

专家建议

妊娠合并糖尿病中80%以上为妊娠期糖尿病。随妊娠进展，妊娠早中期孕妇血糖水平逐渐降低；妊娠中晚期孕妇对胰岛素敏感性下降，此时若胰岛素代偿性分泌量不足，易发生妊娠期糖尿病。从妊娠前开始，需在医师协助下严格控制血糖值，须确保受孕前、妊娠期及分娩期血糖在正常范围。产后仅少数患者仍需胰岛素治疗，根据产后空腹血糖值调整用量。

我的记事

21

产后抑郁，只因一句话

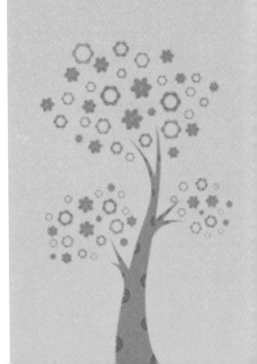

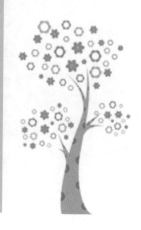

老公一句话，
情绪大爆发

周兰琴大姐说，子寒很善良，只是有点任性。

孩子出生前，年迈的公婆从遥远的老家双双飞来给小两口帮忙。但是他们年迈体弱，老公工作又忙，所以子寒决定请月嫂帮忙。

可是公婆反对请月嫂，尤其是婆婆，疼惜钱，觉得生孩子后还有好多花钱的地方，并且觉得自己能行。但由于子寒的坚持，还是请了月嫂。虽然老两口嘴里没说什么，心里还是觉得儿子媳妇过日子不够省！

一次，周大姐给孩子洗澡时，摸到宝宝肛门旁边有个小硬块，建议带去医院。社区医院说，用盐水泡就行。于是回家准备了一小盆盐水，让宝宝悬垂屁股泡15分钟，泡了两天，化脓了！要去医院开刀引流。此时，子寒月子才坐到第十六天。

宝宝开刀后需要天天去医院换药，而且伤口必须保持干燥才能好得快。可不巧的是那几天宝宝一直腹泻，伤口就在肛门旁，脏东西一出来就钻进伤口里。

为了保持伤口干燥，子寒和周大姐轮流抱孩子，抱时要把孩子双腿抬高，让屁股略高过身体，这样，肛门里出来的脏东西才不会进到伤口里，并且要时不时查看，及时清理。

这些烦琐和困难子寒倒还能承受。不能承受的是其他两件大事——

一是身体不适。子寒的乳腺一直不太通，有硬块。周大姐想了各种办法，如按摩疏通、宝宝吸、仙人掌、芦荟、土豆片敷，硬块却总是下不去。周大姐估计是乳腺增生块。

另一个重要事件是，子寒刚出院回家，接到老家嫂子的电话，聊天时才知道，患有抑郁症的弟弟在她怀孕期间去世了，大家怕她难过并没告诉她。

此事对子寒打击很大。加上带孩子的忙乱、身体的不适，以及与公婆常有的意见相左，令她的情绪十分低落。

这一天，一家人在饭桌上吃饭，因为老公一句什么话，子寒突然崩溃了，站起来就把碗摔了。老公居然又加了一句："你干啥，信不信我扇你！"子寒瞪着老公，一句话不说，突然哈哈哈狂笑，然后转身就往

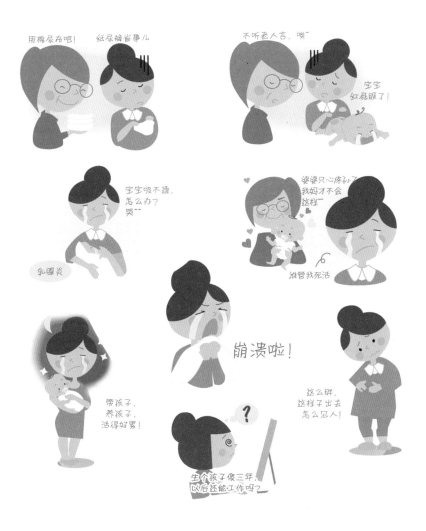

墙上撞。幸好老公手脚快抱住了她，不然后果不堪设想。子寒脸色由铁青到发紫，歇斯底里，又哭不出来，一下就瘫在老公的身上昏死过去了。

子寒的心理承受能力到了极限，老公的一句话，就让她发了狂，这是典型的产后抑郁。

周大姐除了从饮食上调理外，还经常陪子寒聊天，让她看宝宝每天的进步，告诉她，孩子一天天好起来了，还长得那么胖、那么乖！告诉她自己曾经经历过的那些亲人之间的生离死别，人活着，还要往前看，宝宝需要妈妈！周大姐常常开解她说："孩子生病大家都担心，心情不好难免说话失去分寸，不要计较气头上的话。你看，公婆这么疼你，老公那么忙还是天天围着这个家转。为了孩子，一定不要消沉，要乐观点，积极调整心态和情绪……"

子寒不说话，只是流眼泪，看得周大姐都心酸。

后来，公婆偷偷给子寒妈妈打电话，让她来劝劝闺女。

亲妈来之前，公婆收拾行李走了。子寒看着满头白发、年迈的公婆离开，又在家里哭了一场。伤心？内疚？委屈？她已经说不清楚了。唯一选择就是，哭！

妈妈过来看到女儿这个样子，很是心疼，忍着眼泪，握着女儿的手，进行了一番长谈。

跟妈妈一起说说往事，子寒似乎平静多了。

产后的新妈妈因为生产导致体内激素不平衡，非常敏感，心理承受能力很弱，家人如果不注意，很容易引起情绪大爆发，严重的就会演变成抑郁症。尤其子寒，她弟弟就是抑郁症，有可能有家族遗传，所以更应关注她的情绪变化。

到周大姐离开时，子寒情绪还时有不稳。后来，子寒给周大姐打过几次电话，问关于宝宝的事情。周大姐听子寒的声音、情绪都很正常，没有天马行空、不着边际。还好还好！终于熬过去了！

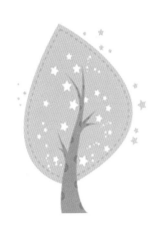

婆婆一句话，
婷婷想妈妈

　　婷婷是段美大姐的客户，29岁，善良、文静、爱笑。顺产一胖小子，和婆婆关系处得很好。

　　段大姐是婷婷生产第二天去的医院。一去就听说婷婷一天多了还不给宝宝喂奶，且笑着请婆婆和老公回家休息，说有月嫂伺候就行了，还给段大姐使眼色。段大姐马上配合说："医院只允许一个人陪房，你们辛苦一天一晚了，回家休息吧。"

　　婆婆和老公一走，婷婷就说："阿姨，你帮我看看，我的乳头这样能喂奶嘛？会有奶吗？我都不知道怎么跟他们说。"

　　段大姐掀开衣服一看，婷婷的乳头像开了花的花瓣一样，好多小口子。段大姐愣住了，头一回看见这种奇怪的乳头！但为了不让婷婷担心，赶紧说，乳头形状不要紧，只要让宝宝勤吸吮，一定能让宝宝吃上奶。

　　婷婷这才松了口气，等段大姐替她清洗护理后，开始喂奶了。

　　三天后，婷婷下了奶。第五天出院时，奶水充足，基本达到了宝宝的需求了。只是，婷婷喂奶时，总是会把家人都赶出去，关上门自己喂，只让段大姐留下帮忙。

　　段大姐一直为她保守着这个秘密。

　　一天，婷婷喂完奶，还没来得及合上衣服，孩子奶奶恰巧进来了，看到婷婷的乳房，笑说："呀，你这乳头怎么长成这样？好奇怪啊！你看我的，哪是你这个样子啊？"边说边撩起衣服给婷婷看。没想到婷婷立刻将吃奶的孩子扔到一边，慌里慌张扣衣服，大叫"出去——"，然后大哭起来。

　　段大姐赶紧放下手中的活，叫奶奶先抱孩子出去。回头劝婷婷。婷婷说："太伤人自尊了！干嘛拿她的跟我比啊，她们都是光关心孩子，根本看不起我，我就是个生娃的工具！"

　　劝说半天，婷婷也道出了她的心酸，原来她小时候是跟着农村奶奶长大的，妈妈带着弟弟一直在外地顾不上她。小时候奶奶不知道相信农村的什么规矩掐她的乳头，结果感染了，好了以后就成了这个花瓣状，这让她很自卑。段大姐安抚她："这乳头不也把宝宝喂得壮壮的吗？没什么不好啊。这么私密的事除了几个亲近的人，别人又不会知道……"婷婷好歹不哭了。

　　可是，从此后，婷婷落下个心病，总是觉得公婆或者老公在一起说话就是在议论她，这让她很焦虑。于是就找老公撒气，一时之间，剑拔弩张的，全家气氛都紧张。

　　段大姐先劝好了公婆和老公，告诉他们产妇容易产后焦虑和抑郁，这属于正常情况，只要配合好，都会顺利度过。

　　这善良的一家人都很配合，婆婆也不计较婷婷的孩子气，受气的老公也忍着，还逗她开心，大家都围着她转，一周过去，婷婷又恢复了爱笑的样子。

　　满月这天，段大姐要离开婷婷家了。段大姐说："你们是一个幸福的家庭，婆婆大度，公公仁厚，儿子孝顺，媳妇儿善良，现在有了宝宝，希望他在这个和睦的家庭里好好成长！"段大姐话还没说完，婷婷就站了起来——

　　"妈，对不起，我太娇气了！"

　　"是我太粗心了，没照顾好你……"婆婆也说。

　　大家都流下眼泪来。这时，公公端起茶杯说："我们一家，以茶代酒，感谢段老师这一个月来的关怀和照顾。在这个非常时期将我们的家庭关系协调得这么和睦、这么融洽，太感谢您了！"

一股暖流和着成就感在段大姐心里升起。这，就是再苦再累都快乐的原因吧。

几乎每一个家庭都会遇见这样那样的矛盾，一旦处理不好，就会成为产妇焦虑抑郁的导火线。每一次用心处理好了，不仅换来一个家庭的幸福，更让段大姐感到自己工作的神圣和不可取代。

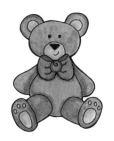

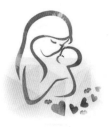

什么是产后抑郁

1. 产后抑郁的原因

从生理角度看，产后情绪低落、易波动最主要的原因是产妇体内的激素变化。在怀孕的过程中，准妈妈们体内的孕激素和雌激素一直保持在比较高的水平。一朝分娩，孕激素水平下降非常快，雌激素水平也同时发生很大变化，这些会影响到人的情绪。但情绪波动比较大很正常，并不意味着就是产后抑郁症了。专家说："只有当产妇具有异常体征或异常行为，并已经影响到正常的产后生活，那才属于产后抑郁症。"

专家提醒说，在现代家庭中，孩子永远不会缺少人爱。而相对的，刚刚生完孩子的产妇，会有受冷落的感觉，导致敏感脆弱的她们情绪低落抑郁，"所以，我们经常会提醒当了爸爸的丈夫们，回到家里要多抱太太少抱孩子。"周兰琴大姐说。

2. 产后抑郁的表现

（1）初产妇分娩后三天左右会出现情绪沮丧、焦虑、失眠、食欲下降、易怒、注意力不集中等状况，持续数日后症状可自行缓解。这种属于正常情况，叫作产后第三日抑郁。

（2）还有可能发病于分娩后两周内，表现为激动、情绪低落、焦虑、无助感、无望感、罪恶感、过分担心有关小孩的一切，严重时出现杀害婴儿后自杀的行为。这类情况属于内因性抑郁。

这种情况下，产妇无法自我调节，如果发现她们有不想照顾孩子或者伤害孩子的倾向或者冲动，要时刻警惕，务必立即向专家或者医生寻求帮助和治疗。

抑郁发展成抑郁症有个过程，一般产后6周是产后抑郁症的高发期。

（3）有些产妇以往有神经病的病史，或者有家族遗传病史，在分娩后不良情绪体验加重、身体不适、情绪不稳、易发脾气、睡眠不安等。这类情况属于神经性抑郁。

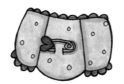

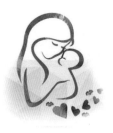

产后抑郁的护理

1. 观察产妇情绪变化，掌握沟通技巧

多与产妇沟通交流，了解她们的习惯爱好。如果发现她们情绪低落，要强化友好情绪，主动了解她们的焦虑所在，给予建议，或者转移注意力，避免陷入钻牛角尖的怪圈。

2. 交流育婴知识，帮助其适应角色转换

倾听她们的想法和感受，给予鼓励，帮助她们获得母乳喂养的知识和技巧，告诉她们保持愉快心情可促进乳汁分泌。教会产妇护理婴儿的一般知识和技巧，激发她们积极的心理反应。让她们看宝宝洗澡、抚触，在观察中掌握操作要点和积累技巧经验。让她们知道当妈妈照顾孩子一点都不难。告诉她们在这个家里，她们不仅是老公离不开的妻子、家里少不了的媳妇，还是宝宝最亲爱的妈妈。

3. 创造舒适环境，争取家人的支持

要给产妇创造一个安静、卫生、舒适的休养环境，建议她们听些舒缓的音乐，多与好友或者亲人交流，大哭大笑都无妨，尽情宣泄郁闷情绪。同时加强与家人的沟通，鼓励家人正视产后抑郁这种正常的生理反应，多给予产妇关心、理解、鼓励和帮助。

产妇生完孩子后，内心对于别人的关心会有着很大的期待。除了丈夫要给妻子足够的关心外，其他家庭成员、同事、好友等，也是这个支持系统不可或缺的组成部分。假如产妇感觉到身边每一个人都把她生孩子当作一件很重要的事情来关心，她内心的期待就会得到很大的满足，也就不容易发生焦虑和产后抑郁症。

开心食谱

 什锦虾仁

原料：鲜虾仁、西芹、白果仁、杏仁、百合、盐、油等。

制法：

1. 西芹切段或片，与白果仁、杏仁、百合等一同焯水。

2. 虾仁上浆，并放在油锅里过一下。

3. 取出后与西芹等一同炒制即成。

营养小秘密：多准备几种配料与虾仁一起炒，让来自海洋的营养变得更丰富。这道鲜脆、爽口、靓丽的菜肴，会让新妈妈看见它变得高兴起来。

 香菇豆腐

原料：水发香菇、豆腐、糖、酱油、芡粉等。

制作：

1. 豆腐切成3.5厘米长、2.5厘米宽、0.5厘米厚的长方条，香菇洗净去蒂。

2. 炒锅上火烧热油，逐步下豆腐，用文火煎至一面结硬壳呈金黄色。

3. 下入香菇，放入所有调味品后加水，用旺火收汁、勾芡，翻动后出锅。

营养小秘密：香菇富含锌、硒、B族维生素，加上豆腐中的蛋白质和钙，会使这道菜的营养很完善，有助于产妇摆脱郁闷心情。

桃仁鸡丁

原料：鸡肉、核桃仁、黄瓜、葱姜及各种调味料。

制作：

1. 鸡肉切成丁，用调味料上浆，黄瓜切丁，葱、姜切好备用，核桃仁去皮炸熟。

2. 炒锅上火加油，将鸡丁滑熟，捞出控油。

3. 原锅上火留底油，煸葱、姜至香，下主辅料与调味品，最后放桃仁，然后勾芡装盘即成。

营养小秘密：核桃仁是产妇最该重视的一种坚果，含有很多抗忧郁营养素。把它添加到菜里，会具有酥香咸鲜各种风味，与鸡丁和黄瓜搭配起来相得益彰。

4. 产后抑郁的食疗

月子里不要食用大量补品，以免出现心烦气躁、失眠焦虑等"上火"现象。多搭配些清淡食物，多吃些新鲜的蔬菜、水果，多喝温开水。

含有缓解紧张和忧虑营养素的食物有：粗粮、全麦、核桃、花生、马铃薯、大豆、葵花籽、海产品、蘑菇、动物肝脏、新鲜绿叶蔬菜等。

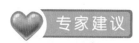 专家建议

产褥期抑郁症是指产妇在产褥期间出现的抑郁症状，是产褥期精神综合症中最常见的一种。主要症状为情绪压抑、自我评价降低等，严重者有自杀或杀婴倾向。在依据症状作出诊断前，需排除器质性疾病或精神活性物质的影响。心理治疗是重要的治疗手段，中重度患者需要药物治疗。

我的记事

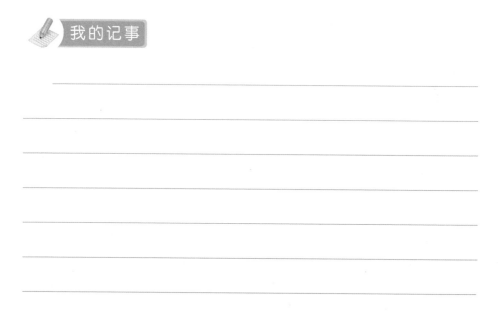

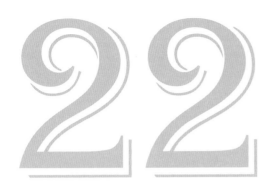

22

满月了，发汗、合骨缝有讲究

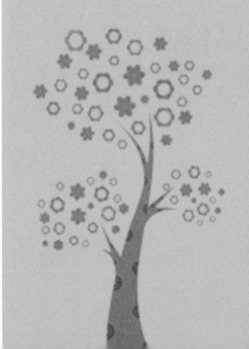

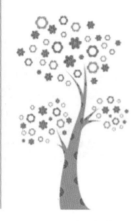

满月发汗，
要六块烧热的砖吗

康美琪坐月子，段美大姐伺候，家里两个老人坐阵。

这俩老人，一个是美琪的妈妈、宝宝的姥姥，五十多岁，从老家过来伺候闺女的，话多话快；一个是美琪的公公、宝宝的爷爷，七十多岁，老教师，特别认真，段大姐每做一件事情他都要弄明白原因，段大姐也就不厌其烦地跟他解释。话多嘴快的姥姥遇到爱较真的爷爷，天天"掐架"。

给美琪发汗这天，段大姐让准备些黄酒、枸杞。话未说完，姥姥马上接嘴说："发汗呀，我知道我知道。我跟你讲，生孩子满月发汗，准备六块烧热的砖、三床大棉被就可以……"

爷爷一听不乐意了："她那一套我是坚决不同意的，几百年前的老土办法。你刚才说要准备黄酒啥的是为啥，说明白了我就去准备！"

段大姐说："爷爷，黄酒是暖身子排寒气的，让寒气通过汗排出来，免得留下月子病。所以老传统说满月发汗是有道理的，只是我们现在要科学发汗了。"

姥姥插嘴说："我说发汗有道理吧，我亲闺女，难道我会害她啊！"

"你亲闺女怎么了，那还是我孙子他娘呢，你胡来就是不行！"爷爷说。

眼看他俩又得掐架，段大姐忙说："爷爷，别着急，姥姥说的发汗方法在过去是有道理的，只是我们现在不用了。我想，那六块烧热的砖应该就等同于我们现在的热水袋吧，是怕发汗时温度不够用来加温的。至于三床厚被子，估计是冬天发汗时才准备的，发汗的季节不一样，气温不一样，我们可以灵活处理被子的厚度。"

段大姐说得有道理，爷爷点头表示同意，姥姥也不说话了。

段大姐看二老都不做声了，继续说："明天我给美琪发汗合骨缝，需要准备半斤黄酒、十粒枸杞、生姜、红糖，另外备一床毛巾被、一床夏凉被、一床薄棉被、一块大枕巾、两块干净的干毛巾、五六个热水袋或者热水瓶。"

段大姐向认真的爷爷详细解释了每样物品的功效和用途后，爷爷很赞同，姥姥也不再提那六块烧热的砖了。

第二天，段大姐顺利给美琪发了汗。

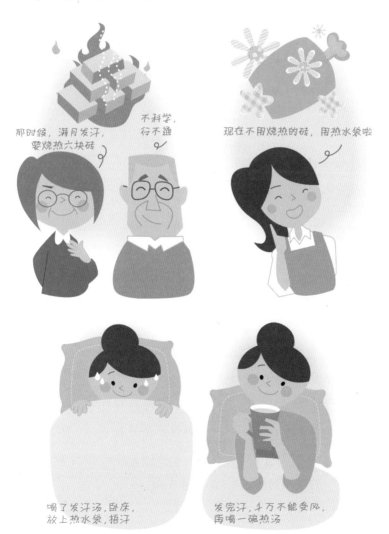

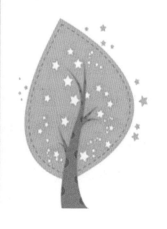

胎盘包饺子，
也能合骨缝吗

聂娇大姐说，在民间，一直流传着用产妇的胎盘包饺子给产妇吃合骨缝的说法和做法。

为啥要包饺子呢？包，就是合的意思，用自己的胎盘、传说中最有营养的东西包饺子给本人吃，可能不尽科学，但是它蕴含的期望和祝福是值得尊重的。而且，随着营养科学的发展，目前，胎盘可食用已被大多数人所接受，但怎么吃仍是热议的一个话题。月嫂聂娇就在产褥期里做过不少这样的饺子给产妇吃，但结合今天的科学理念进行了不少改进。

比如，从前讲究生完孩子七天就合骨缝。而现在的医学、营养学研究指出，产后七天还不适合吃大补食品，一般第一周是产妇身体排恶露、排毒期，第二周是错位的内脏恢复调理期，第三周开始才可以温补，大补品要第四周才可以吃。所以，胎盘饺子在坐月子第二十天左右可以吃了。

此外，对胎盘的处理也要讲究：胎盘洗干净，但是内部的血水要保留一些，怎么保留呢？诀窍在于过水，让整个洗净的胎盘过开水时，等胎盘口收缩到还不紧致时就捞起来，挤一挤，里边还有些血水溢出即可，过水时间不要太长。然后剁碎，和上香菇等菜末调馅儿即可。如果产妇不介意的话，也可以做汤或红烧了吃。

其实，如果吃饺子、吃胎盘就能合骨缝，那也太玄了点，但从尊重习俗和传统的角度来看，并无不可。满月后给产妇发汗，替产妇按压髋部，让生产时打开的盆腔和骨缝恢复到原来的位置，这种排寒气合骨缝法却是"阳光大姐"的一项传统，一直坚持在做。

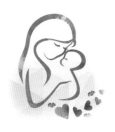

"阳光大姐"发汗法

初为人母的产妇在喂奶时动作僵硬，喂奶时间较长，睡眠不足，导致手臂、手腕酸痛，颈腰部受凉疼痛、头痛脑胀，也可能因为穿拖鞋导致脚后跟受凉、脚后跟痛等。中医上都认为是受了风寒。满月发汗就是利用黄酒祛风活血的热性效用祛除风寒。满月发汗已经成为产妇恢复身体健康的重要方法之一，具体做法如下：

1. 备发汗物品

毛巾被一床（也可用两条大浴巾代替，一条垫一条盖）、薄棉被一床、厚棉被一床（冬天用厚棉被，夏天可用夏凉被代替）、包头大枕巾一块、干毛巾三块（擦汗、塞边等用）、干净毛巾若干（包热水袋或热水瓶用）、热水袋（瓶）两到六个（根据产妇身体情况而定,身体多处疼痛的可多备）、换洗衣服、内衣裤、袜子。

2. 备汤料

黄酒半斤（对酒过敏的可不放，用水代替）、生姜5片、红糖2勺、枸杞10粒，放汤锅浸泡半小时。

3. 调节室温

浸泡期间让产妇喂奶，排空乳房，上厕所排空身体。门窗关好，调好室温至26℃左右（夏季不要开空调，冬季室内温度不够可加电暖气增温）。

4. 熬汤

将浸泡好的汤料大火烧开3~5分钟，改小火5~10分钟，熬好过滤盛碗。晾至不烫嘴时，让产妇一口气喝下。

5. 进被窝

（1）床上铺好毛巾被或者浴巾。

（2）产妇躺在毛巾被一半处或者浴巾上。

（3）放热水瓶：先在需要特别加热的部位放好用干净毛巾包好的热水袋：一般头两侧的肩部各放一个，左右手腕处各放一个，足跟处放一个，髋部两侧各放一个，有疼痛的部位能放的就放上，不能放的可用毛巾包住，裹上保鲜膜一起发汗。

（4）盖被：盖毛巾被（躺下时未压住的一半毛巾被对折过来盖上身体）或将另一条浴巾盖身上；依照薄厚顺序盖好另两床被子（夏季中间放夏凉被，上面放薄棉被，冬季可盖两床棉被）；脚底的被子折起来压在脚下，以免进风；身体两侧的被子掖紧；肩膀处用毛巾被上端塞好，不要进风。

（5）包头：大枕巾包头，留出眼睛、鼻子、嘴巴和耳朵即可。

（6）产妇闭目养神半小时，可入睡。

6. 观察产妇出汗情况

半小时后，若产妇鼻尖、四肢均有出汗，则表示汗发透了。

7. 降温

先取走热水袋（瓶），10分钟后，等产妇适应了新的温度后抽掉中间一层被子，再让产妇适应下新温度，约10分钟。

8. 换衣

协助产妇擦干身上的汗，在被窝里脱下湿衣服，换上干净衣裤和袜子。

9. 休息

产妇休息，将发汗汤料加水一碗再烧开过滤，产妇起床后趁热喝掉。

10. 按摩

趁产妇出汗后身体肌肉疲劳，替她做放松按摩和合骨缝按摩。

11. 发汗小窍门

如果月子里哪里疼痛，发汗时可在疼痛部位加热水袋（瓶）或用毛巾捆住加保鲜膜裹紧，同时发汗。

12. 发汗后不可立即洗澡

一般可在上午发汗，下午休息，晚上洗澡。洗澡时关好门窗，室温调到28℃左右，水温45℃左右，洗浴时间不宜过长，以免过度疲劳。浴后及时穿衣保暖，暂不外出。

段大姐合骨缝法

段美大姐是资深的高级按摩师，在给产妇发汗合骨缝的工作中，学习和吸收了各种她认为有利于产妇恢复良好状态的按摩手法，形成了自己独有的一套按摩方法，我们把它叫作"段大姐合骨缝法"。她的这套方法，可以有效缓解产妇发汗后的沉重、倦怠和无力感，让发汗后的产妇身心轻松地告别月子，开始新的生活。

具体做法如下：

① 用婴儿抚触油滋润双手。

② 轻轻按摩产妇头部：分抹印堂至太阳穴——轻轻按揉太阳穴——轻抹眼眶——双手指尖按压头皮至百会、匀揉风池、风府穴——轻揉耳廓——两手揉捏耳廓两侧。

③ 拿揉上肢：拿揉肩部三角肌——拿揉上肢肌肉——点按曲池、手三里穴——抱揉上肢——摇肩关节——抖上肢——拔伸手指关节。

④ 按压胯关节合骨缝：产妇侧卧，左右按压胯关节数次。

⑤ 拿揉下肢：抱揉下肢——拍打下肢——活动踝关节——按揉太溪穴——抖下肢。

⑥ 产妇坐起，滚颈肩部，提拿肩部，揉捏腰部。

⑦ 产妇下床活动四肢，感觉浑身轻松即可。

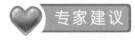 专家建议

中医学认为发汗不仅可以通经活络，活动全身器官，提高精神和恢复体力，将病毒排出体外，还可以将体内储存的寒气彻底排出。道家正骨派认为，女人生孩子时，不止骨盆，全身的骨缝都会打开，只是骨盆打开幅度最大，因此在传统上会有产后合骨缝的讲究。

✎ 我的记事

_____
_____
_____
_____
_____
_____
_____
_____
_____
_____

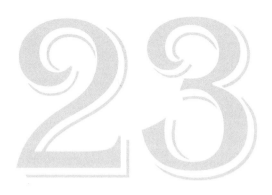

23

新手爸妈，告别依赖，自我成长吧

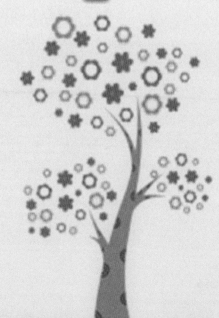

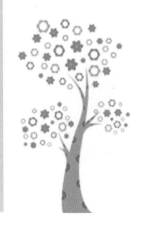

生孩子是为了谁

韩菁菁生孩子时22岁，她老公宋晓明24岁，都很年轻。

这算是周兰琴大姐服务过的年龄最小的新手爸妈了，像孩子似的。

据菁菁讲，她和老公根本不想这么早生孩子，玩都没玩够。婆婆连哄带劝，外带许各种极具诱惑力的诺言，让小两口动心了。

怀胎十月，婆婆对菁菁好得没话说。菁菁年轻身体好，顺利产子。六斤多的大孙子让婆婆高兴坏了，请了周大姐去他们家照顾月子。

周大姐一去就看出来了，小两口真的还是孩子啊，几乎不关心宝宝，菁菁婆婆倒是很满足，天天乐呵呵，一有空就坐在床前看孙子。要不是周大姐阻止，她恨不得时刻把孙子搂在怀里。

可眼看着菁菁的情绪一天比一天差，总是不高兴，让给宝宝喂奶也不配合，周大姐觉得蹊跷，于是决定找个时间跟她沟通沟通。

原来，令菁菁不高兴的是婆婆的言而无信，说好的生完宝宝给的物质奖励一样都没有兑现。

周大姐听后觉得可气又可笑，顺势说："姑娘，生的孩子是自己的，孩子将来可是管你叫妈妈。你现在因为生婆婆的气而不管宝宝，宝宝以后会跟你亲吗？你现在年轻不明白，等你明白过来就晚了。"

菁菁想了想，觉得有道理，可心里就是觉得不痛快。

周大姐针对菁菁孩子气的性格，把逗宝宝笑、跟宝宝咿咿呀呀当成游戏一样做给菁菁看。果不其然，菁菁开始主动找孩子了，好笑的是，好几次，明明看到婆婆在看宝宝，菁菁故意把宝宝抱走："走喽，我们喂奶去了！"喂完奶也不给婆婆，主动要求周大姐教她给宝宝拍嗝儿。

婆婆捞不着孙子抱，急了。跑来问周大姐，儿媳妇咋突然想通了，带起孩子来了。周大姐告诉她，这不是好事嘛，你看你忙前忙后的，正好可以休息休息。当然，周大姐也会趁菁菁休息的

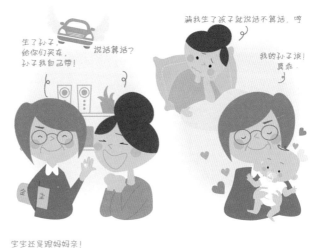

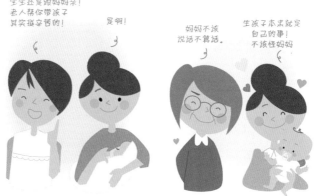

时候，抱着孩子找婆婆乐呵乐呵，两边哄。

菁菁后来告诉周大姐，她不是非得要婆婆承诺的那些东西，就感觉她怎么能把自己当孩子哄骗呢，一点都不尊重自己，心里有些懊恼而已。

周大姐劝说道："老人家是抱孙心切，也没什么错，你看，你们小两口这么年轻就把孩子生了，以后有婆婆帮忙，一点都不耽误你们发展事业啊，是不是还应该感谢她呢！

最后，菁菁终于想通了：孩子是为自己生的，不是为婆婆，也不是为任何人。

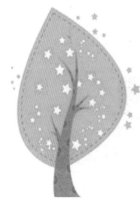

进家时是别人的闺女，离开时像自己的女儿

林萧月子坐满了。

段美大姐离开林萧家那天，最后一顿饭，林萧不吃，只是一个人坐着暗自垂泪。

她知道，吃完这顿饭，段大姐就要走了。她觉得自己就像无助的孩子一样：宝宝还那么小，自己要怎么办啊？大姐能不能不走啊？

段大姐收拾妥当，准备走时，林萧突然跑过来，一把抱住她，呜呜地哭开了……

在"阳光大姐"流传着这样一句话："进家时是别人的闺女，离开时像自己的女儿"。

不知道多少回，满月离开时，年轻的妈妈紧紧拽住大姐的手，是那么不舍，那么依恋，那么伤感。哭得跟个泪人似的，跟着走老远，叫都叫不回去。要不是有别的合约在身，大姐真的也不想走了。

即便只是短短的一个月，但彼此之间已经建立了深深的信任感，年轻无助、手足无措的妈妈还没有完全成长起来，她们的不舍里其实有更多的不安，她们简直无法想象月嫂大姐不在的日子自己该怎么办。

段大姐说，一般坐月子半个月左右，就会有意识地交给妈妈们护理宝宝和照顾自己的许多技巧。但是那时她们觉得有大姐在，懒洋洋的，不认真学习，总是等到大姐真的要走时才慌了神。这个时候，大姐们就只剩下最后一招——把整个护理流程都让她们用手机或者DV拍下来，以后如果忘记怎么做了，可以拿出来看看参考。同时，也会把常见问题的处理要点写下来，留下电话，以备妈妈们随时咨询和联系。大姐们真的就像对待自己闺女一样，有时候下了班还赶去"救急"。

段大姐在工作中也遇到过特别不自信的妈妈，总觉得自己带不好孩子，啥事都依赖段大姐，段大姐一不在，她们就觉得天都塌了，不停打电话。她们天天盯着宝宝，一会儿觉得宝宝呼吸粗了，一会儿觉得宝宝睡的时间短了……段大姐告诉她们没问题，她们半信半疑，让她们去医院确认，又叫段大姐推荐医院、推荐大夫、推荐治疗药物……

这属于严重的依赖症。不仅新手父母，包括整个家庭，过分紧张孩子，对月嫂过度依赖，月嫂一走就觉得天要塌了似的。

"阳光大姐"就像一所学校，月嫂大姐们教师一般做着对新手父母的启蒙教育，母亲一般照顾、教导着一个个"闺女"，心中有情意，心中有大爱！

阳光小贴士

1. 新手爸妈要多学习育儿知识和技能，试着自己带孩子，建立亲子关系，以利于孩子心智发育和成长。

2. 在陪伴中找到养育孩子的乐趣，珍惜和孩子在一起的时光，营造幸福的家庭氛围。

3. 月嫂协助产妇做好自身康复和婴儿护理工作，绝不是代替产妇，在整个工作中是主角，但是在产妇和宝宝的生活中只是配角，不能喧宾夺主。

4. 好的月嫂能主动帮助产妇进入母亲的角色，用自己的经验帮助产妇更快地熟悉照料孩子的方法。希望每个使用月嫂的家庭不要进入月嫂使用误区，不要因为出钱请了月嫂就偷懒，月嫂一走就发慌。

5. 家庭关系中要分清主次，月子里月嫂可暂时为主，父母为辅助，但应尽快成长，担当起为人父母的责任和义务。

6. 爷爷、奶奶等长辈要懂得放手，即便新手爸妈忙乱，也要协助他们尽快成长，辅助他们和宝宝之间建立亲密关系。

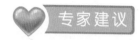

专家建议

　　随着宝宝的呱呱坠地，新手爸妈不免担忧自己是否能胜任父母这个角色。其实，只要提前学习一下基本育儿知识，合理计划，适度开支，关注宝宝的同时也给自己留一定空间，与宝宝共同进步成长，就一定会成为优秀的父母！

我的记事

24

月子减痛小妙招

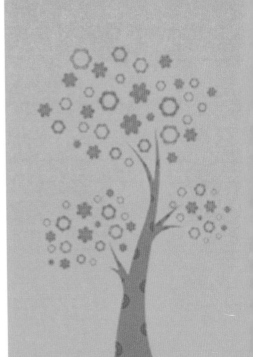

都说宝贝生完了，紧张的战斗就结束了。但月子里也常常会有一些疼痛如影随行：浑身痛、小腹痛、尾骨痛……怎样消除这些疼痛呢？试试以下小妙招吧！

浑身痛

原因：由于产妇分娩时会采用不同的姿势，并且用了很大的力气，相当于全身的肌肉做了一次剧烈运动，过后整个身体都感觉到酸痛，包括胳膊、腿、腹部、腰背部以及会阴部等。所以有人说生宝贝的过程就是一次马拉松运动，即使分娩过程很顺利，肌肉也有可能被拉伤。

还有些产妇会觉得臀部酸痛。这有可能是在分娩时，产妇长时间处于一种比较别扭的姿势引起的。

减痛妙招：

● 可以让家人或月嫂轻轻按摩疼痛部位，帮助缓解疼痛。休息时，将枕头、坐垫等柔软的东西垫在膝窝下，以放松肌肉，减轻腰酸痛。

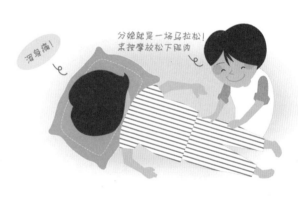

● 产后适当地做些运动能够帮助减轻症状，服用生化汤也可改善肌肉和关节的疼痛。必要时可以咨询医生，医生会告诉你可以用哪些药物来缓解这些疼痛。

小腹痛

原因：产妇分娩后2~4天，由于子宫发生反射性收缩，会引起下腹部阵阵疼痛，特别是在喂母乳时更明显。这是一种正常的生理现象，可以促进恶露排出，一般在产后3~4天后自然消失，无须过多担心。另外，采取剖腹产手术的产妇，在肠蠕动开始恢复但还未完全正常前，常会感到有一股气体到达肛门而后却又向上返回，腹部出现疼痛，这种属于肠道胀气痛。

减痛妙招：

● 如果疼痛轻微，不需要做任何治疗，可以轻轻地按摩一下小腹，或者用热水袋热敷，但要注意热水温度不要过高，热水袋可以用毛巾包上，以防烫伤皮肤。

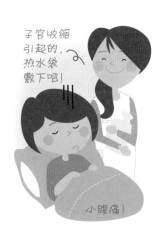

子宫收缩引起的，热水袋敷下吧！

小腹痛！

● 如果疼痛比较明显，可以在中医的指导下服用益母草膏或生化汤，以促进恶露排出，也有助于减轻疼痛。

● 采取剖腹产手术的产妇，在产后要注意多翻身，促进麻痹的肠肌蠕动功能及早恢复，使肠道内的气体尽快排出，从而改善腹胀。

阴毛上端痛

原因：生完宝贝后，产妇下蹲或拿重物，乃至排便时都感到阴毛上端疼痛，严重时行走迈不开腿，感觉用不上劲，这是耻骨联合受到损伤而引起的。

因为耻骨联合中间有纤维软骨，上下附有韧带。怀孕后，由于体内内分泌激素的变化，使得耻骨联合部位逐渐分开，韧带随之松弛。当产妇分娩时，为了让胎儿顺利通过，激素会使耻骨联合的软骨张力下降，又会因用力猛烈而把耻骨联合撑开，往往会损伤骨和韧带，因此产生疼痛。也有可能由于生产前备皮，刮掉的阴毛长出来被内裤挂刺引起皮肤痛。

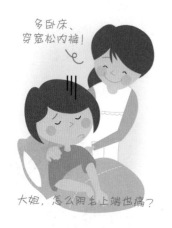

多卧床、穿宽松内裤！

大姐，怎么阴毛上端也痛？

减痛妙招：

● 虽然阴毛上端的疼痛会在产后随着激素作用减退而逐渐恢复，但产妇在月子里一定要注意减少活动，注意休息。如果疼痛严重，需要卧床休息。

● 走路时放慢速度，步子不可太大，以免加重耻骨损伤。

● 如果是新生阴毛挂到内裤上引起的皮肤痛，则应穿宽松内裤，不要扎腹带。

阴部痛

原因：顺产产妇分娩后会感到从阴道到直肠部位疼痛。这是因为婴儿出生时，阴道要做最大的扩张，使肌肉组织肿胀。另外，如果在分娩时进行了侧切缝合，产后也会感到疼痛，特别是用到真空吸引术和产钳的产妇的肌肉组织会受到更大的损伤。

减痛妙招：

● 洗温水浴，对缓解这类疼痛很有效果。

● 兑1：5 000的高锰酸钾热水，先热熏，后清洗，可以消炎和放松肌肉。

● 如果疼痛剧烈，需要咨询医生，在医生的指导下使用一些温和的止痛药。

● 坐下时最好选择柔软的地方，缓解疼痛部位的肌肉紧张。

温水洗洗，做缩肛运动

阴部也痛！

● 做缩肛运动，促使阴部组织恢复，以加快血液循环，使损伤组织尽快恢复。方法为：收紧阴部及肛门8~10秒，然后慢慢放松肌肉，并持续放松几秒，接着重复做，每天至少做25次。

乳房痛

原因：在产妇分娩后2~3天，乳房会逐渐充血、发胀，奶水充满乳房，会有乳房发胀、发热和刺痛的感觉，这些都是正常的，不必紧张。

减痛妙招：

● 及时给宝贝哺乳是最好的解决办法。双手洗净后，握住整个乳房，均匀用力，从乳房四周向乳头方向按摩挤压，帮助奶水排出。

● 每次哺乳时，一定要排空双侧乳房，宝贝吃不完的奶水及时用吸奶器吸出。

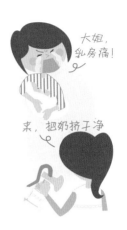

大姐，乳房痛！

来，把奶挤干净

手腕痛

原因：产后手腕痛叫作桡骨茎突狭窄性腱鞘炎。由日常生活中频繁使用手部，使肌腱在腱鞘内来回滑动，引起腱鞘充血、水肿、增厚、粘连所致。长时间抱孩子以及产妇体内的激素变化也容易引发此病。

减痛妙招：

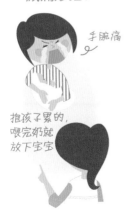

手腕痛

抱孩子累的，喂完奶就放下宝宝

● 避免重复一种手部劳动的时间过长，手腕有酸胀感时要及时休息。一旦出现手腕疼痛应减少活动，若出现肿胀时更应注意。

● 轻微者局部用红花油轻轻揉擦，每日4~6次，热敷辅助；严重者用封闭疗法，强的松龙5毫克加1%普鲁卡因1~2毫升，给予鞘内注射，每周1次，共2~8次，多数人可治愈。

尾椎骨痛

原因：脊柱下端处产生的疼痛，表现为仰卧、坐位或排便用力时就会有疼痛感，特别是坐在硬物上，会加重疼痛。发生疼痛的原因，是由于产妇的骨盆比较狭窄，而胎儿却比较大，胎头通过产道时挤伤尾骨，使周围的肌肉也受到损伤。

减痛妙招：

● 产妇躺或坐时避免疼痛部位接触硬物，最好将柔软的垫子垫在患处。

● 可以在疼痛部位做一下热敷，这样有助于放松局部肌肉。如果出了月子疼痛仍然没有缓解，不要忘记去看医生。

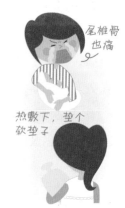

尾椎骨也痛

热敷下，垫个软垫子

牙 痛

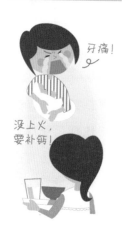

牙痛！

没上火，要补钙！

原因：产褥期牙痛，可能是哺乳引起的缺钙，或者上火，表现为吃过热的食物时会引起疼痛。

减痛妙招：

● 哺乳期每日补充钙1200毫克。

● 饮食调理：产后一周开始吃点去火的蔬食，如清炒参菜、油麦菜等。

25

尾声：保健操，产后依然要美丽

产妇分娩后，腹壁及盆底肌肉组织都比较松弛，生产时用力、喂奶时动作僵硬等造成身体各部位疼痛。为促使腹壁肌肉和骨盆底肌肉强力的复原，并促进骨盆血液循环和子宫恢复，保持健美的体型和良好的体质，产后建议做保健体操。

顺产产妇生产3天后可开始做产后操；剖腹产产妇一般产后10天左右可以开始锻炼。但由于个体差异，开始锻炼的时间可根据个人的身体状况提前或推迟。

注意事项

◆ 从轻微动作开始，逐渐增加运动量。

◆ 身体不适时不要做运动。

◆ 做操前先排空乳房，排便、排尿。

◆ 会阴侧切的产妇在伤口恢复前先不做屈膝、抬臀及盆底肌运动。

◆ 衣着宽松。

◆ 饭后1小时进行，有条件的上、下午各做一次。

◆ 保持心情愉悦。

◆ 注意观察恶露，恶露增多则停做。

◆ 身体素质弱的可以不做第七、八节。感觉累了可以分开做，根据体力来。

准备

排空乳房，松开腰带，去枕平躺，备一杯温开水、一条干毛巾。

第一节：抬头运动

每节做4个8拍，每日做1~2遍。

方法：平躺，双脚并拢，脚尖勾起，抬头看脚尖，稍作停留，头放下、脚放松，如此反复。（抬头不抬肩，肩不离床）

作用：使颈部和背部肌肉得到舒展，预防颈椎毛病；训练腿部肌肉，预防下肢静脉血栓。

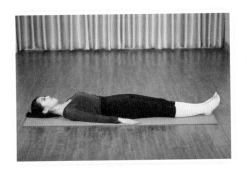 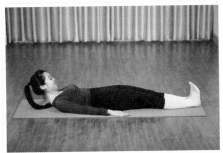

*扫图片，看视频，跟我学做产后操

第二节：扩胸运动

每节做4~8次，每日做2遍。

方法：平躺，双臂打开伸直、掌心向上，双臂向前伸直、掌心相对；双臂向上伸直、掌心向上，双手距离与肩同宽，还原，反复。

作用：增加肺活量，恢复乳房弹性，缓解双肩双臂肌肉酸痛。

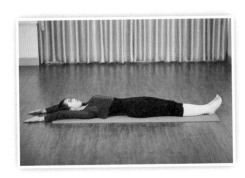 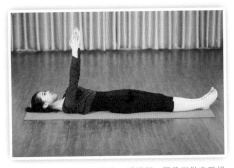

*扫图片，看视频，跟我学做产后操

第三节：腹部运动

每节做4个8拍，每日做1~2遍。

方法：平躺，鼻子吸气同时肚子鼓起，嘴巴吐气肚子放松。反复。动作要慢，不要太快。

作用：锻炼胸腔和腹部，增加腹肌弹性，帮助子宫恢复。

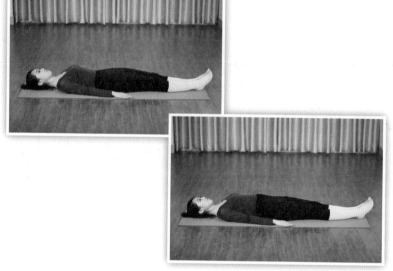

*扫图片，看视频，跟我学做产后操

第四节：屈膝运动

每节做4个8拍，每日做1~2遍。

方法：平躺，双手抱单膝向胸部靠拢，让大腿尽可能靠近腹部，还原平躺，左右两腿交替进行。

作用：促进臀部和大腿肌肉恢复弹性及曲线，恢复生产时分离的耻骨，锻练腿部，预防血栓。

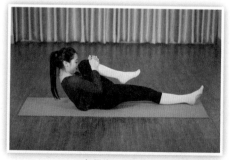

*扫图片，看视频，跟我学做产后操

第五节：抬臀运动

每节做4个8拍，每日做1~2遍。

方法：平躺，曲双膝，向上抬起臀部、腰部，大腿与小腿尽量呈直角，同时收缩臀部肌肉，尽量让腹部突起。坚持1~2秒后放松，还原，反复。

作用：锻炼腰腹部，使肌肉变紧致，预防产后腰部松弛。

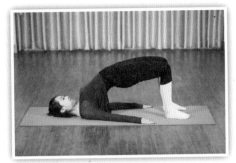

* 扫图片，看视频，跟我学做产后操

第六节：胸膝卧位

每节做4个8拍，每日做1~2遍。

方法：跪坐，背部挺直，双手交叉于前，双手手心贴床向前滑行，慢慢拉开背部，前胸尽可能向床上贴，胳膊不可弯曲。腿部与床面保持垂直，肩部靠在床面支撑身体，头偏向一侧，坚持2~3秒。还原，反复，头偏另一侧。连续做4个8拍。

作用：帮助子宫恢复到正常位置，防止子宫后倾。

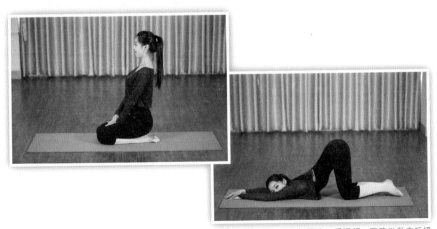

* 扫图片，看视频，跟我学做产后操

第七节：盆底肌运动（提肛运动）

每节做4个8拍，每日做1~2遍。

方法：平躺，嘴闭紧，缓缓吸气，同时收缩会阴部和肛门，保持此姿势数秒种后还原，反复。

作用：预防子宫下垂及阴道松弛。

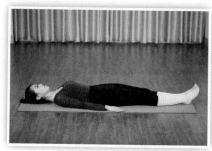

* 扫图片，看视频，跟我学做产后操

第八节：仰卧起坐

建议生产四周以后再做，根据产妇身体状况次数渐进。

方法：平躺，双臂平抬，上身坐起，双手尽量够脚尖，身体尽量向大腿靠拢。反复。

作用：促进子宫及腹部肌肉收缩。

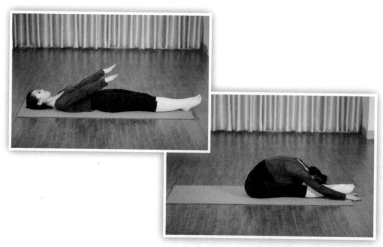

* 扫图片，看视频，跟我学做产后操

产褥期，是女人生命重生的一段旅程，把握调理好了，身心蜕变更成熟、更美丽。人生是不断的结束和不断的启程，做一位美丽、独立、自信的妈妈，这仅仅是开始！加油吧，女人！

272